艾叶草阅读

艾叶草阅读

健康品质生活丛书

慢性病防治200问

施仁潮　竹剑平　严余明　编著

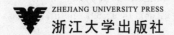

ZHEJIANG UNIVERSITY PRESS
浙江大学出版社

图书在版编目(CIP)数据

慢性病防治200问/施仁潮,竹剑平,严余明编著.—杭州:浙江大学出版社,2014.4

ISBN 978-7-308-12909-1

Ⅰ.①慢… Ⅱ.①施… ②竹… ③严… Ⅲ.①慢性病－防治－问题解答 Ⅳ.①R4-44

中国版本图书馆CIP数据核字(2014)第030133号

慢性病防治200问

施仁潮 竹剑平 严余明 编著

丛书策划	阮海潮 (ruanhc@zju.edu.cn)
责任编辑	张 鸽
封面设计	续设计
出版发行	浙江大学出版社
	(杭州市天目山路148号　邮政编码 310007)
	(网址: http://www.zjupress.com)
排　版	浙江时代出版服务有限公司
印　刷	杭州杭新印务有限公司
开　本	710mm×1000mm　1/16
印　张	12
字　数	213千
版印次	2014年4月第1版　2014年4月第1次印刷
书　号	ISBN 978-7-308-12909-1
定　价	29.80元

前　言

心脑血管疾病、恶性肿瘤、糖尿病、慢性呼吸系统疾病等慢性病，严重影响了人民群众的身体健康。据报道，至2012年，我国确诊的慢性病患者已超过2.6亿人，因慢性病导致的死亡占总死亡的85%。慢性病患病人数多、医疗成本高、患病时间长、服务需求大，已成为重大公共卫生问题和社会问题。

提高全民健康意识，普及防治知识，是做好慢性病防治的重要内容。本书围绕高血压、糖尿病、慢性支气管炎、肺气肿等近70种常见慢性病，讲述良好的生活方式、合理的健康饮食、科学的运动锻炼。

国家有关部门制订了慢性病防治规划，其健康核心目标是人均期望寿命提高1岁。希望通过我们的努力，使广大读者对慢性病的防治知识有初步的了解，并付诸实施，以增强体质，促进康复，增进健康。希望能为大众健康水平的提高，为国家慢性病防治目标的实现，作微薄的贡献。

目 录

一、呼吸系统疾病

二、循环系统疾病

三、消化系统疾病

十四、皮肤科疾病

十五、五官科疾病

十六、肛肠科疾病

一、呼吸系统疾病

1.慢性支气管炎

● 如何辨识？

慢性支气管炎是指气管、支气管黏膜及其周围组织的慢性非特异性炎症。感染及非感染因素均会引起慢性支气管炎，表现为长期咳嗽、咳痰和气喘，一般每年累计发作时间至少为3个月，有的连续2年以上，便可确诊。

其发病因素可能是感冒、粉尘、烟雾、吸烟、自身免疫功能低下、过敏、自主神经功能紊乱、内分泌功能减退和遗传。

本病发展后，可并发阻塞性肺气肿和肺源性心脏病。

慢性支气管炎有慢性咳嗽、咳痰的病史；而支气管哮喘则没有该类病史。但支气管哮喘有家族史和个人过敏史，发病季节性强，以发作性哮喘为特征。根据这点，不难将两者区别开来。但喘息型支气管炎也有哮喘症状，支气管哮喘反复发作多年也可以发展成慢性支气管炎，所以不典型病例就不容易区别，重要的一点是详细了解病史并加以分析。喘息型支气管炎发病年龄高，多见于中老年人，咳嗽、咳痰症状明显，反复发作，以后可伴发喘息，用支气管解痉药的效果不如支气管哮喘。

儿童单纯的慢性支气管炎很少见，常与慢性鼻窦炎和上呼吸道其他部位的慢性炎症有联系；以持久性咳嗽为主，早晚加重，特别是夜间明显；痰或多或少，咳出即能暂时性舒服；发作与季节有关，冬季容易急性发作；复发越多，体质越差；易并发其他呼吸系统疾病。

●怎样做好预防?

(1) 预防感冒,防止疾病发作或复发。某些病毒、细菌和支原体感染引起感冒、上呼吸道感染,是慢性支气管炎发生或复发的重要诱因。因此,预防感冒能明显减少或减轻支气管炎的反复发作。预防措施有几种,如在感冒流行期间减少外出、出门戴口罩、房间用醋熏蒸、平时多食大蒜这类食物或饮板蓝根冲剂等中成药,还可坚持冷水洗脸、练太极拳或保健按摩等。

(2) 避免支气管刺激因素。慢性支气管炎患者呼吸道反应性增高,对外界各种理化刺激(如冷空气、烟尘及有害气体)特别敏感。对正常人不起作用的微弱刺激,常可引起慢性支气管炎患者剧烈咳嗽、喘息以及呼吸功能减弱。

吸烟是引起慢性支气管炎的主要原因之一,尤其当患有支气管炎后继续吸烟,常可加重对支气管的刺激。国内相关调查证明,吸烟人群患慢性支气管炎的概率比不吸烟人群高 2~4 倍,吸烟时间越长,吸烟量越大,患病率也越高。因此,必须强调戒烟。

寒凉空气是呼吸道的重要刺激因素。据观察,在气候寒凉时,慢性支气管炎患者痰内变性纤毛柱状上皮细胞增多。因此,该类患者应避免寒凉刺激,冬天多穿衣服,保暖甚为重要。

目前,慢性支气管炎发病率的增高与工业化所引起的大气污染有密切关系。据上海、沈阳等地的调查表明,接触工业粉尘和有毒气体的工人患慢性支气管炎的概率远比无此接触史者高。在大气污染源一定半径范围内污染区的居民患病的概率也较非污染区的居民高。因此,慢性支气管炎患者应选择空气清新、无大气污染的环境生活。

此外,慢性支气管炎患者(尤其是喘息型慢性支气管炎患者)吸入某些物质后,可引起急性发作,这些物质称为过敏原,如花粉、棉尘、羊毛、粉尘、细菌、真菌、虫类毒素、某些食物(乳、蛋、鱼、虾等)、化学物质、气体或药物等。因此,这类患者应尽早找出过敏原,并避免接触过敏原,以防止慢性支气管炎的复发。

(3) 减轻呼吸道阻塞。慢性支气管炎患者出现痰液分泌增多时,易引起呼吸道阻塞,应鼓励患者咳出痰液。正确的咳嗽方法是:先深吸气,然后关闭喉头,使胸腔内负压维持一会(约1秒钟),再收缩腹肌做咳嗽动作,同时将喉头打开,即可使痰液随喷出气流排出。如患者痰液较黏稠而难以咳出，则可大量饮水，使痰液变稀而易于咳出。但饮水最好在上午，下午少饮些，晚上不饮，以避免夜尿过多。如痰液量较多，则可进行体位引流，一般取侧卧位，患侧在上，枕放于季肋下，呈嘴低胸高状，引流时间约20~30分钟，每天2~4次。引流时，可做胸壁按摩，以助排痰。胸壁按摩方法如下：手握成杯状，叩击胸壁数次，然后用手掌按在病灶相应体表部位，于呼气时采用震颤法，重复3~5次即可。引流后，患者可改为仰卧或俯卧，进行深呼吸和咳嗽，使痰液最大限度地排出。

（4）控制呼吸道感染。炎症是慢性支气管炎最主要的刺激因素，在预防感冒以减少支气管炎反复发作的基础上，对已发作的支气管炎应及时控制，通常选用抗生素治疗，但需避免因抗生素长期使用而产生耐药性。对病毒类炎症(如支原体感染)，可采用清热、解毒、化痰中药治疗，效果较好。

（5）保持良好的心理状态。慢性支气管炎病因繁多，但自主神经功能失调可能是慢性支气管炎发病的内因之一。国内许多研究认为，慢性支气管炎患者多表现为副交感神经功能亢进，发生率达40%~60%，甚至达80%。喘息型慢性支气管炎的发病率比单纯型更高些，但也有部分患者表现为交感神经功能亢进，尤其在急性发作期。此外，患者的抑郁或悲观情绪可加剧病情。因此，慢性支气管炎患者保持乐观的情绪对康复有积极作用。

●怎样进行穴位按摩？

推大椎穴：用食指、中指、无名指推大椎穴1~2分钟。

推揉天突穴：用食指或中指轻缓地推揉天突穴1~2分钟。操作时，患者头下低，下颌微收，推揉指力作用于胸骨切迹上，或沿胸骨后缘垂直向下轻轻用力，切不可水平方向向后用力，以防引起呛咳。

揉膻中穴：双手掌重叠于膻中穴，按揉1~2分钟。

揉擦乳根穴：用双手中指按于第5肋间隙，手掌按于乳根穴(足阳明胃经穴，位置在乳头直下，乳房根部，当第5肋间隙)进行揉擦1~2分钟。

推揉内关穴、郄门穴：用拇指指峰交替推揉双侧内关穴、郄门穴，每穴各1~2分钟。

擦颈项：用左、右手掌交替擦颈项，以发热为度。

●怎样进行呼吸锻炼？

呼吸锻炼能促进躯体及精神放松，消除心理紧张，从而可缓解支气管痉挛，减轻发作程度。慢性支气管炎患者通过专门的呼吸练习，改变呼吸形式，从而提高呼吸效率以减轻气急症状；形成新的呼吸运动定型后，可以减少发作次数，减轻发作症状，同时对肺气肿、肺心病起到防治作用。此外，通过呼吸运动，还可增强机体非特异性免疫机制，改善机体对气候等环境改变的适应性，减少感冒及呼吸道炎症的发生。

（1）放松练习。放松练习的目的在于放松颈、肩及上胸部肌肉，消除患者的紧张情绪，以降低能耗，并利于改变呼吸形式。放松练习是呼吸操的第一步，是专门的呼吸练习的基础。练习时，一般采取舒适的坐位，两小腿垂直，分开同肩宽，双手放在大腿上，可进行以下练习。

集中精神注意呼吸，片刻后于呼气时使头颈、肩部及上胸部肌肉主动放松，反复数次。

做平稳轻松的腹式呼吸，呼气时先放松头部，然后放松、下垂肩背部，吸气时再轻轻挺起。

坐位，两臂下垂，吸气时两肩耸起握拳；呼气时低头，放松颈肩，松拳，两臂尽量向下延伸。

吸气时挺腰，两臂放松前摆至与肩平；呼气时松腰，同时两臂放松后摆。

熟练后，要求经常保持颈肩及上胸部肌肉放松，还可对镜矫正耸肩曲背的不良姿势。

（2）腹式呼吸练习。一般采取舒适的坐位，两手放在大腿上，放松颈、肩、背及上胸部肌肉，练习时先呼后吸，呼气时轻轻收腹，经口呼气，口唇皱缩如吹笛状，使气体自口唇小缝缓缓吹出。也可在呼气时发一母音，如"啊""呜"等，其作用为缩小声门，使气管内保持较高气压以避免狭窄的小支气管柔软部分进一步萎缩，从而使肺泡气排出受阻。呼气宜轻缓，如过分用力使胸膜腔内压增高，也可加重小气管阻塞，应予避免。

经鼻吸气，吸气时，腹部放松膨出；呼气要深一些，时间比吸气长。吸气时可利用胸腹部呼气后回跳力量，避免用力。

整个过程节奏自然轻松，不可屏气。练习正确时应感轻松舒适。如有胸闷、气促、头昏等感觉，一般是过于紧张或节奏不自然所致，应暂停练习，休息片刻后再练。每次练习3～5分钟，一日多次。以后在卧位、站立及日常活动时都可练习，逐步养成习惯。做到这点，可使主观症状得到显著缓解。

在咳喘发作、气急较明显时，不能做深长呼吸，但仍可进行腹式呼吸。呼气时收腹，吸气时松腹。坐位时，身体前倾俯伏在桌上；半俯卧位时，上下肢呈半屈姿势。这样可利用重力帮助吸气，减少呼吸困难，利于腹式呼吸的进行。

● 饮食上如何调理？

（1）补充营养。慢性支气管炎是一种营养消耗较大的疾病，特别在反复发作时，这种消耗就更为明显。其消耗的量与发病时机体缺氧的程度密切相关。氧对于整个机体以至每个细胞都是不可缺少的。本病发作时，由于呼吸困难导致缺氧，可对机体各系统及其物质代谢产生一系列的影响。缺氧对消化系统的影响包括两个方面：一方面，缺氧使胃肠蠕动减慢，消化吸收功能减弱；另一方面，缺氧使三磷腺苷（ATP）的合成受到影响，使人懒得动，胃肠及各种肌肉组织血流量减少。两者均会引起患者食欲缺乏，进食量减少，进一步导致营养不良，其中老年人表现得更为明显。由于肺部反复发生炎症，大多数患者因营养不良而消瘦、抵抗力下降。因此，应补充足够的优质蛋白质，以满足炎症修复和营养补充的需要。适用于慢性支气管炎患者的蛋白质有瘦猪肉、鸡肉、猪肝、鲫鱼及豆制品等。

（2）增加维生素。维生素A具有维持人体正常发育和增强机体抗病能力等作用；维生素B和维生素C是参与各种代谢的重要物质，并有增加食欲、减轻肺部炎症的作用。适用于慢性支气管炎患者的高含这三种维生素的食物有动物肝脏、胡萝卜、菠菜、荠菜、菜花、小白菜及四季豆等。

（3）增加铁的供应。在缺氧状态下，慢性支气管炎患者的机体为了提高对氧的摄取量以减轻组织缺氧状态，会出现代偿性反应，使作为运输工具的红细胞和血红蛋白量增高。为了有利于这种代偿作用的发挥，作为血红蛋白主要组成成分之一的铁，其每日供给量必须相应增加。含铁量较高的食物有蘑菇、黑木耳、芝麻、猪肝、猪血和羊肾等。

（4）多饮汤水。慢性支气管炎患者发病时，特别是在严重发作时，因为肺过度通气，张口呼吸，出汗多，饮食少，常使患者失水，并导致痰液黏稠不易咳出。要使痰液容易咳出，首先要纠正失水。也只有在纠正失水的基础上，祛痰剂才能发挥应有的作用。因此，要鼓励慢性支气管炎患者多饮汤水，同时根据病情的需要增加液体摄入量。

（5）饮食宜清淡。饮食清淡，即以素食为主，俗称"粗茶淡饭"。具体地说，就是以五谷杂粮为主食，辅以豆类、蔬菜、瓜果及植物油之类，尽量少食酒肉肥甘之物。但有的慢性支气管炎患者喜欢肥腻的饮食，一天不吃肉都不行，日积月累，伤胃碍脾，影响脾的运化功能，酿湿成痰，痰若阻于气管则加重病情。此外，慢性支气管炎患者饮食还宜温暖及稀软，有条件者可少食多餐。对慢性支气管炎患者来说，宜吃的食物有牛肉、瘦猪肉、黑鱼、鲫鱼、鸡肉、芝麻、核桃、枣、梨、橘子、柚子、苹果、山楂、丝瓜、苦瓜、冬瓜、葫芦、萝卜、青菜、菠菜、包心菜、芹菜、莴笋、藕、荠菜、豇豆、豌豆、蘑菇、绿豆芽及豆制品等。

(6) 注意饮食禁忌。慢性支气管炎患者应该少吃产生痰液的食物，如鸡蛋、肥肉、花生以及黏腻不易消化的食物。姜、葱、辣椒、花椒、茴香、芥末、咖喱粉、咖啡及浓茶等因可能诱发咳喘而尽量不用。慢性支气管炎患者发作时，还应少吃胀气或难消化的食物，如豆类、山芋、地瓜及韭菜等，以免腹胀压迫胸腔而加重呼吸困难。此外，还应忌饮酒。酒精能刺激咽喉部。饮酒过多，大脑皮层兴奋，外周血管扩张，激发咳喘。

2. 支气管哮喘

● 如何辨识？

支气管哮喘，简称哮喘，是一种常见的慢性、发作性、过敏性肺部疾病。其主要临床表现为发作性带有哮鸣音的呼气性呼吸困难，可伴有胸闷、咳嗽和咳痰，呈反复发作的慢性经过。多在夜间或凌晨发作，可治疗缓解或自行缓解。

哮喘发作常有季节性，一般春、秋季发病率较高，寒冷地区比温暖地区发病率高。它可发生于任何年龄，但半数以上在 12 岁以前发病。男孩患者多于女孩患者，成年男女发病率大致相仿。约 20% 的哮喘患者有该病的家族史。

世界各地的哮喘发病率不一，大约在 0.5%~13%，我国的哮喘发病率在 1%~2%。目前，全球约有 1.6 亿哮喘患者，我国大约有 3000 万哮喘患者，并呈逐步上升趋势。

● 怎样护理？

(1) 起居。哮喘患者在急性发作期宜卧床休息，被褥、衣服均需温暖舒适。室内温度相对稳定，不宜直接受冷风或对流风吹拂。呼吸困难时，应采取半卧位，头部及肩下垫塞大枕头 2~3 个，但要注意枕头内不宜充填羽绒、羽毛或陈旧的棉絮，避免病情加重。患者在发病时往往大汗淋漓，这时应用干而软的毛巾垫衬于胸背部，发作后抽出湿润的毛巾，以免患者再次着凉。必要时可以热水擦身，更换衣裤，使患者感到舒适。居室环境要整洁，每天用湿布抹去桌面灰尘。扫地前先洒些水，以免尘埃飞扬，以利于病情的缓解。室内空气要流通，可定时交替开门或开窗，保持空气清新，减少各种有害气体的污染(如煤气、油漆气味、油煤、烟雾等)以及其他刺激性气味。

(2) 饮食。哮喘发作期间宜以营养丰富、易消化的高蛋白、高热量、高维生素的流质或半流质饮食为主，如牛奶、藕粉、蛋汤、豆腐、豆浆及水果汁等。禁止食用各种鱼、虾、蟹，避免食用刺激性食物，并控制进盐量。采取少量多餐的进食方法，因为进食过量不利病情缓解甚至可加重病情。多饮水或水果汁(必须经过加温)。由于患者在哮喘发作时过度吸气而出汗较多，张口呼吸而水分蒸发甚多，致使体液损失，所以要饮温开水，以补充体液，并使痰液稀释，有利于排痰通畅。

(3) 心理。哮喘是一种心身疾病，所以对患者的心理调养也很重要。如有的患儿仅在家中发病，一到学校即可缓解，这可能是家长过分焦虑、烦躁的情绪影响了患儿，使其产生忧虑而情绪不稳定，引发哮喘。对普通成年哮喘患者，要调动其积极性，正确对待疾病，如通过听轻松愉快的音乐来暂时忘记自己的疾病，保持心情愉快；对年龄较小的患儿，可通过安抚其肌肤、讲趣味性强的故事、播放儿童广播节目来调节其自主神经，缓解病情。

(4) 病情观察。观察有无呼吸道症状，如发热、咳嗽、咳痰等。在哮喘反复发作的过程中，呼吸道受损、抵抗力下降，容易并发气管炎、肺炎等呼吸道疾病。因此，若出现呼吸道感染症状，应及时就诊。

观察有无肺气肿并发症存在。哮喘患者支气管痉挛，过度呼气，气体滞留于肺部不易排出而引起肺气肿，早期可无症状。如发现患者气促、呼吸不畅、咳嗽多痰，并呈进行性加重，上楼时气喘吁吁、心慌，胸廓呈圆桶状时，应立即去医院就诊。

观察有无自发性气胸的并发症。自发性气胸大多是由哮喘引起肺气肿，进而肺泡破裂产生的。患者自觉胸痛难受，又因气胸发生后肺部受压缩，更感胸闷、气急，一旦发现应立即送医院急救，以免延误病情。

观察有无心力衰竭症状。注意观察患者的面色、呼吸、脉率情况，如发现心率过快、脉搏细弱、面色及指甲发绀、咳嗽不能平卧、眼眶周围水肿、颈部静脉暴露(怒张)等症状，则应考虑心力衰竭的可能，需立即送医院抢救。

(5)康复。对过敏性哮喘患者应尽早找出过敏原，并应避免再次接触。

对感染性哮喘患者：一方面，鼓励患者适当地进行体育锻炼，增强体质，减少呼吸道感染机会；另一方面，可采用食疗、药膳、薄贴及中药调理方法，以提高机体免疫功能。

● 如何预防复发？

哮喘患者在缓解期预防复发是十分重要的。因此，要求做到以下几个方面。

(1) 加强锻炼，增强体质。哮喘患者因长期不活动，对疾病抵抗能力较差，因而在哮喘缓解期应鼓励患者适当参加活动，以此促进血液循环及新陈代谢，改善呼吸功能，增强肌肉紧张力，提高机体温度，尤其对低温的适应能力，从而改善身体素质，提高机体抵抗力。体格锻炼还可促进食欲，使精神愉快，有利于疾病的治疗。锻炼首先要规定有规律的生活制度，每天外出散步或跑步，运动量可由少到多，逐渐增加。此外，还可增加游泳活动，以增强肺功能，但应尽量在夏天开始，使患者能逐渐适应寒冷的刺激。

(2) 避免接触过敏原。引起哮喘发作的过敏因素很多，必须认真观察日常生活，从中找出过敏原，设法避免再接触，这对减少哮喘的发作十分重要。

感染：哮喘发作与呼吸道感染有关。病原体及其毒素为引起哮喘发作的常见原因，应注意防止呼吸道感染，并治疗鼻窦炎、鼻息肉、扁桃体炎及龋齿等。

吸入物：吸入花粉、尘螨、烟尘、工业刺激性气体及烹调时的油烟等可刺激患者支气管黏膜下的感觉神经末梢，反射性地引起咳嗽，刺激迷走神经而产生支气管痉挛。所以应注意改善周围环境和个人卫生，多接触新鲜空气和阳光。

饮食：有些患者进食异类蛋白质(如牛奶、鸡蛋、鱼、虾)，或食物太咸、辣、酸，或饮食过饱均可引起哮喘发作。应尽快找出过敏因素，注意合理的饮食和生活习惯，防止盲目忌食。

药物：由药物引起的哮喘并不少见。常用药物，如含酊剂的化痰止咳药水、磺胺类药物、阿司匹林及青霉素等，均可诱发哮喘。因此，医生在用药前必须详细询问患者药物过敏史，避免引起哮喘发作。

(3) 注意气候变化。哮喘患者对气候变化十分敏感，如气温骤变或气压下降可刺激哮喘发作，一般在每年4月下旬至6月及9月中旬以后更易发病。因此，在气候多变时应加倍小心，及时增减衣服，防止感冒。

（4）衣着护理。尽量用棉织衣物，避免过分保暖；避免吸入过冷、过干、过湿的空气，在温差变化大的季节应特别注意。另外，患者可酌情进行合理的、循序渐进的耐寒锻炼，以增强对寒冷的适应能力。

（5）调节精神。精神愉快、情绪安定对哮喘有良好的影响。不管是成人还是儿童，哮喘反复发作，必然会产生恐病心理，心烦急躁也是很自然的。此时，家属的安慰鼓励可避免不良精神刺激。多做一些使患者心情愉快的事是很重要的。

● 怎样进行饮食调理？

首先，应保证足够的营养供应身体的需要；其次，还要避免不利于疾病治疗和身体康复的饮食和生活嗜好。

（1）营养供给。营养供给包括蛋白质、脂肪、碳水化合物、钙、维生素等。

蛋白质：是构成生命的重要物质，人体器官和组织(如皮肤、肌肉、指甲、血液、头发、内脏及脑髓等)都是由蛋白质组成的。蛋白质的摄入量不够，就易早衰、易生病。哮喘患者由于病情反复发作，支气管和肺部反复发生炎症，蛋白质的消耗增加，所以大多数患者消瘦且抵抗力低。对这类患者，及时和充足的蛋白质供给是十分重要的。蛋白质分为动物性蛋白质和植物性蛋白质两种。动物性蛋白质来自猪肉、牛肉、鸡肉、鸭肉、鱼、虾、牛奶、鸡蛋及海鲜等；植物性蛋白质来自米、面粉、黄豆、豆类制品和干果(花生、核桃)等。哮喘患者以摄入植物性蛋白质为主，兼可摄入少量动物性蛋白质。一般成年人每天每千克体重需要蛋白质 1~1.5 克，而哮喘患者以每天摄入 60～80 克为宜。

脂肪：是人类的另一类热能营养源，分为动物性脂肪和植物性脂肪两类。从营养学角度来看，植物性脂肪的营养价值比动物性脂肪高。因为人类本身无法制造的亚麻油酸、亚油酸等在植物性脂肪中含量最多，而且人体对植物性脂肪的消化吸收也较好。一般人每天至少应吃 50 克脂肪；哮喘患者气道不利、痰湿多，可以酌减，但也要保证生理需要。动物性脂肪应尽量少食或不食。

碳水化合物：蛋白质和脂肪虽然能供给能量，但毕竟不是主食，供给的能量有限，人体的主要能量供应来自碳水化合物。碳水化合物来源于植物，含量最高的是糖类和淀粉类食物。一般来说，成年人每天每千克体重需要碳水化合物 4~6 克，每天共需要 350~400 克。

钙：是人体中最多的常量元素，是构成骨骼和牙齿的主要原料。钙有抗过敏作用，也有镇定神经的作用，如牛奶、豆腐、虾皮及绿色蔬菜(如油菜、小白菜等)含钙量高，且易被吸收。成人每天需要钙 600~800 毫克。

维生素：是维持生命和健康所需的一大类营养素。有些维生素，人类不能制造，需要要靠食物来供给。哮喘患者尤其要注意维生素A、维生素B和维生素C的摄入和吸收。维生素A有提高对疾病抵抗力的作用，其在鱼类、蛋黄、牛奶、胡萝卜、菠菜和西红柿中含量较多。成年人每日对维生素A的需要量为 2200 国际单位。维生素B、维生素C能参与各种物质代谢，促进呼吸道及肺部炎症的吸收。成年人每日需要 50 毫克左右的维生素C和 1.2~2.1 毫克的维生素B。

(2) 饮食禁忌。由于食物过敏能引起过敏且经常发生，有的患者怕哮喘发作，就干脆这也不吃、那也不吃，特别是鱼、肉及蛋等高蛋白类食物，导致营养缺乏，给身体造成了很大的危害。据观察，鸡蛋、牛奶、大豆、西红柿及其他一些制品均可引起过敏，但有个体差异，确定对某种食物是否过敏，主要靠平时观察。对哮喘患者可先试着进食一种可疑的食物，如果好转，再吃几天；如果症状加重，就可确定该患者对这种食物过敏。有的患者可能对几种食物过敏，可以对可疑的食物一种一种地试。加热的食物致敏性大大降低，比如牛奶多煮沸一段时间，鸡蛋也多煮些时间，这样可以避免因过多忌食所造成的营养不良。哮喘患者在平时尤其要禁忌生冷食物和凉饮，以免引起咳喘发作。在哮喘发作期间要禁食海鲜、鸡鸭类食品及含有刺激性物质的调料，如辣椒、胡椒及茴香等。高热量的食品(如巧克力、动物油脂)也要慎用。

(3) 戒除不良嗜好。香烟中的烟对呼吸道是一种刺激因素，也是重要的吸入性过敏原。据报道，在变态反应疾病患者中，50% 左右对香烟的烟过敏。对于酒，一般认为大量酗酒对人体有害处，而饮少量低度酒有温通血脉的功效。但对于咳喘患者，应当加以注意，不要饮酒。

3.支气管扩张

● 如何辨识?

支气管扩张是一种常见的慢性支气管疾病，是指支气管及其周围肺组织的慢性炎症破坏管壁，以致支气管扩张和变形，出现慢性咳嗽、咳吐大量脓痰及反复咯血等现象。除了极少数先天性支气管扩张外，绝大多数支气管扩张发生在患其他支气管疾病和肺病以后，常常是呼吸道其他疾病的并发症或遗留病症。

先天性支气管扩张是胎儿在母体内的发育过程中，一部分支气管和肺发育不完全所造成的，常常与其他先天性畸形同时存在，临床上很少见。

幼儿的支气管和肺组织都比较娇嫩，而且仍然在继续生长发育，所以幼儿时期患麻疹、百日咳、急性支气管炎或肺炎等疾病后，支气管管壁容易遭到破坏而发生支气管扩张。因此，本病多发生于儿童与青年，男性多于女性。其危害是支气管弹力组织、肌层、软骨受到破坏，反复发生慢性或急性炎症；当炎症蔓延到邻近肺组织时，引起小部位的肺炎、小脓肿和小叶肺不张；呼吸功能也受到损害，严重时肺泡毛细血管受到破坏，引发肺源性心脏病。

● 怎样引起的？

在正常情况下，支气管之所以能随着呼吸运动相应地扩张和回缩，是由于支气管管壁上有富于伸缩力的平滑肌、弹性纤维和弹性软骨。支气管管壁也正是依赖这些组织保持其正常外形的。如果支气管发生了急性或慢性炎症，炎症不断地发展，会使支气管黏膜和黏膜下层遭到破坏。支气管结构的损坏，必然会引起支气管功能障碍，造成支气管通气和排痰功能减退。与此同时，支气管黏膜因受炎症刺激而分泌增多，再加上管腔内炎症性渗出物的积聚，支气管不能把它们全部排除出去，管腔内便充满了大量痰液。随着痰液的逐渐积聚，腔内的压力逐渐增高，而痰液本身的重力对支气管管壁所增加的压力，都会使支气管管壁向外扩张和变形。可见，造成支气管扩张的病因主要是炎症感染和痰液潴留，两者互为因果，形成恶性循环，长期发展下去就会逐渐加重支气管扩张的程度。

因此，引起支气管扩张的主要原因首先是感染因素。支气管反复受感染的损害，特别是肺实质的感染（如重症病毒性肺炎等），破坏了支气管管壁的肌肉、弹性纤维组织和软骨。同时，感染引起的咳嗽使支气管管壁内的压力增加，造成支气管扩张。炎症尚可影响支气管的血液循环，致局部血流不畅，使支气管损害不易恢复。炎症累及支气管动脉，可造成阻塞性动脉炎；累及毛细血管可使其扩张而形成血管瘤，后者易破坏出血，故支气管扩张时常有咯血的表现。儿童支气管管腔较成人细，又容易患呼吸道感染性疾病，所以患支气管扩张的概率就更高。

其次为阻塞因素。支气管被呼吸道的分泌物或异物堵塞而造成肺不张，管腔外的压迫（如支气管淋巴结核）亦能使分泌物排出不畅，增加继发感染的机会，从而发展为支气管扩张。

支气管扩张为什么容易发生在小支气管呢？这是因为大支气管的管腔较粗，又有比较敏感的感觉神经，大支气管在有痰后容易引起咳嗽反射，痰也比较容易咳出，所以大支气管不容易发生痰液潴留。而细小支气管的管腔细小，咳嗽反射不敏感，常常造成排痰困难，容易发生痰液潴留。这样，细小支气管炎症感染的机会和程度当然也会比大支气管大得多，管壁组织被破坏的程度也严重得多。加之细小支气管管壁的抗力要比大支气管管壁差得多，因而细小支气管容易发生支气管扩张，而且支气管扩张多发生在下叶和后背部的细小支气管。

● 临床表现如何？

多数支气管扩张患者因有痰液潴留，会引起咳嗽、咳痰及炎症感染等症状。轻微的、局限性的支气管扩张患者，由于痰液潴留并不严重，因此咳嗽、咳痰并不明显，有的每天清晨咳少量白黏痰，有的甚至没有这些症状。咳嗽和咳痰的程度常与支气管扩张的严重程度相并行。由于咳嗽反射在晚间睡眠时减弱，很多痰液积存于背部；早晨起床坐立后，由于体位的改变，积存于背部的痰就会流向别的支气管，便会引起剧烈的咳嗽和大量排痰。同样，人们白天坐立时，痰液都积存于肺底部；晚间躺卧时，由于体位改变，积存于肺底部的痰液就会流向别的支气管，便会引起剧烈的咳嗽和大量排痰。与此相似，当患者向健侧躺卧时，患侧的痰会因体位改变而流向健侧，也会引起剧烈咳嗽和排痰。这种随着体位改变而发生的咳嗽和排痰是支气管扩张的典型症状。

在病程中，如果发生急性感染，咳嗽就会明显加重，痰量也会明显增多。支气管扩张患者的支气管长期存在慢性感染，很容易发生急性继发感染，从而反复出现发热、畏寒及全身不适等症状。

咯血是支气管扩张患者的常见症状。支气管扩张患者由于支气管在遭受破坏的过程中会同时累及支气管上的血管，因此当血管破损时就会咯血。

如果支气管扩张比较广泛，多数支气管因扭曲、变形而造成通气障碍，那么呼吸功能就会受到影响，患者可以出现动作后气短、胸闷等症状。广泛而严重的支气管扩张患者可以出现呼吸困难、嘴唇发绀等症状。

支气管扩张的病程进展缓慢，长期咳嗽、咳痰、反复咯血可长达数年或数十年。其早期症状不明显，反复发作，反复感染，症状加重，黏液痰增多，有的呼吸和痰都散发出臭味。如有继发感染，产生发热、乏力、食欲缺乏等全身症状。还有些患者平时无咳嗽、咳痰，只有反复性的咯血，称之为"干性支气管扩张"。

支气管扩张发展到严重阶段，出现肺气肿，可见到嘴唇发绀、杵状指。炎症蔓延可引起胸膜炎、脓胸及心包炎等疾病。

● 怎样预防与护理？

(1) 防治呼吸道疾病。支气管扩张常是其他呼吸系统疾病的并发症或后遗症，因此预防和及早治疗这些疾病是防治支气管扩张的主要措施。呼吸系统疾病(如麻疹、百日咳、肺炎、肺结核和肺脓肿等)容易导致支气管扩张，尤其是小儿患者更容易并发支气管扩张，所以要积极预防这些疾病。如果得了这些病，要及早治疗，力求治疗彻底，避免并发支气管扩张。

(2) 减少感染，排痰液。造成和加重支气管扩张的主要因素是痰液潴留和炎症感染。因此，防治支气管扩张的有效措施是将痰液充分排出，减少感染机会。对支气管扩张患者，可以采用改变身体位置(体位)、借助于痰液自身的重力而顺流排出的方法来排痰，医学上称作体位引流或顺位排痰。顺位排痰时，体位选择的原则是将患病部位放在身体的最高位置，以利于痰液顺支气管排出。由于支气管扩张多数发生在下叶和背部，所以最常用的体位是患者俯卧在床上，腹部用枕头垫高，再将足部的床脚垫高，也可呈头低脚高位。顺位排痰时要加深呼吸和轻咳，不必过分地用力咳痰，每次 10 多分钟，将痰充分排出即可停止。每晨起床和晚间就寝时各做 1 次。痰多的患者白天可再加 1 次，但不宜在饭后立即进行，否则容易引起呕吐或腹痛。上叶支气管扩张的患者可采用坐位、弯腰、上身俯伏，上叶后背部的痰就容易咳出。

(3) 调节好精神情绪。精神愉快、情绪安定对支气管扩张有良好的影响。不管是成人还是儿童，支气管扩张反复发作，必然会产生恐病心理，心烦急躁也是很自然的。此时，重要的措施是家属的安慰鼓励、避免不良精神刺激及多做些使患者心情愉快的事。

(4) 适当锻炼，增强体质。适当锻炼是非常重要的。因为锻炼可促进血液循环和新陈代谢，可改善呼吸功能，增强肌肉张力，提高机体对外界的适应能力，从而改善身体素质和提高机体的抗病能力，以减少支气管扩张的发作。支气管扩张患者每天可做气功、打太极拳、散步、短程慢跑、游泳、做医疗体操及呼吸操等。

● 怎样运用自我按摩？

自我按摩对支气管扩张具有一定的疗效，能有效地改善肺功能，平时坚持自我按摩，还能延长缓解期，减少发作次数。

将拇指指端放在孔最穴上（位于前臂内侧，腕横纹上7寸处），用拇指甲缘按掐，一掐一松，连做3～5分钟。注意按摩的角度宜朝向桡骨内侧缘。由于孔最穴局部肌肉丰厚，因此按摩时要加大下压的力度。

用手掌心搓擦足底涌泉穴（位于足底前1/3与后2/3交界处的凹陷中），连做3分钟。

● 怎样进行精神调养？

对支气管扩张患者应以健康、积极为原则进行精神调养，要树立正确的人生观和世界观，要有积极的人生态度和高尚的道德情操，要有热爱生活、坚定战胜疾病的信念，乐观向上，努力进取，从而使生活充实，有助于康复。相反，消极悲观，抑郁苦闷，对治疗失去信心，则会加重病情。

精神因素对支气管扩张患者有很大的影响，而患者只有减少烦恼忧愁，才能保持情绪的稳定，这是机体恢复健康的良好基础。另外，支气管扩张患者往往会有情绪、性格上的变化。因此，在注重精神调养的同时，还必须注重支气管扩张的预防和治疗，以求形神兼养。

精神调养必须持之以恒，即不仅在支气管扩张发作或身体状况不佳时进行调养，更应把精神调养坚持贯穿于日常工作和生活中，及时调整，促进身心健康。

● 如何进行饮食调理？

支气管扩张患者的饮食宜清淡、富含营养且易消化，勿过甜、过咸。应多吃豆制品和蛋白质含量高的精瘦肉，多吃新鲜蔬菜和维生素含量高的水果，如梨、橘子、枇杷、无花果及苹果等。因为梨有清热、祛痰、润肺的作用，橘子、枇杷有止咳化痰功效，苹果则营养丰富。

支气管扩张患者饮食宜温热，尽量不饮冷饮，特别是人工配制的含气饮料。支气管扩张患者脾胃功能虚弱，多食冷饮后会引起肠胃蠕动减慢，致使消化不良、食欲减退、体质下降，于支气管扩张防治不利。

支气管扩张患者不宜食含气和产气食物，如地瓜、韭菜、土豆及黄豆等。因为它们进入胃肠道后，在消化过程中会产生大量气体，在气体未排出前使横膈抬高、胸腔体积缩小、肺的活动受限，不仅不利于支气管扩张的恢复，还可引发气急等症状。

支气管扩张患者忌食海鲜虾蟹、金针菜、毛笋以及放置过久的笋干、咸菜等，还要尽量避免食用有刺激性的辣椒、胡椒、茴香等调味品，因为它们有诱发咳嗽、咯血的作用。支气管扩张咯血者，忌食偏热性、易生痰的食物，如羊肉、狗肉、鸡肉、大蒜、荔枝、桂圆、巧克力、花生及烟酒等。

4.肺气肿

●如何辨识?

我们经常可以见到有的老年人，因长期咳嗽、咳痰，到最后胸部呈桶状，这就是肺气肿。

肺气肿，全称为慢性阻塞性肺气肿，是在慢性阻塞性肺部疾病的基础上引起的终末细支气管远端的气腔(包括细支气管、肺泡管、肺泡囊及肺泡)膨胀和过度充气，持久性地扩大，从而破坏正常肺组织，导致组织弹性减退、容积增大等病理状态。肺气肿多由慢性支气管炎、支气管哮喘、支气管扩张、尘肺及肺结核等引起，其中尤以慢性支气管炎最为常见。患者往往有多年的咳痰病史，吸烟者常在早晨发生阵咳，痰咳出后方停。以后随着肺气肿程度逐渐加重，气急亦日渐明显。而患者大多很难明确地记得起病时间，一般早期仅在劳动中感觉气急；逐渐感到难以胜任工作，稍一活动就感到气急；发展到以后甚至休息时也感到气急，并伴有乏力、体重减轻、上腹部疼痛及胀满。如果天气寒冷、支气管分泌物增多时，阻塞则更加严重，可出现头痛、嘴唇发绀、心动过速及嗜睡等现象。以后疾病进一步发展，可引起肺源性心脏病，导致心力衰竭和呼吸衰竭。

●有何临床表现?

肺气肿的主要临床表现是呼吸困难。如由慢性支气管炎发展而来的肺气肿患者，有多年的咳嗽、咳痰病史，冬天重、夏天轻，吸烟的人早晨咳嗽重，咳出黏液痰后咳嗽可以得到缓解。如果合并呼吸道感染，咳嗽加重，痰量增多，胸闷、气急也加重，当感染被控制后，症状也随着减轻。肺气肿每经过一次感染，肺脏病变加重一次，久之病情加重而难以缓解。患者体力减退，劳动力也丧失，冬天更重，有的患者甚至不能工作。

因此，肺气肿的临床症状主要是咳嗽气喘、痰多胸闷，稍加活动则呼吸困难加重，甚至鼻翼气促、张口抬肩、烦躁不安。病情轻重不同，重的可以见到心慌、心悸、面唇发绀、肢体水肿、吐血、便血、昏迷及抽搐等，这些是呼吸衰竭和循环衰竭的表现。

阻塞性肺气肿与肺源性心脏病不同，阻塞性肺气肿在功能代偿期没有心力衰竭的表现。当发生急性呼吸道感染时，严重缺氧和二氧化碳潴留加重，肺动脉压力显著增高，心脏负担加重，可导致心力衰竭。

● 怎样预防与护理？

近年来，国内外学者多认为，肺气肿仅靠药物治疗只能暂时有效，不能从根本上解决问题，所以中医药综合康复治疗的方法就受到格外的重视。

(1)积极防治感冒。肺气肿患者的肺功能已经被显著破坏，免疫功能低下，很容易引起呼吸道感染。特别在冬天，感冒不断，使病情加重，而每有一次呼吸道感染，病情就加重一步，肺功能更差。为防止病情进一步发展，患者应当积极预防和治疗感冒。

(2)调节精神情绪。精神愉快、情绪安定对肺气肿有良好的影响。肺气肿的反复发作，必然会使患者产生恐病心理，心烦急躁也是很自然的。此时，家属的安慰鼓励是十分重要的，多做一些使患者心情愉快的事情，避免不良精神刺激。对肺气肿患者来说，调养心理的一个重要方面就是精神生活要有所寄托，要把日常生活安排得丰富多彩。工作学习之余专心致志，业余时间要培养一定的爱好，既有助于陶冶性情、消除孤寂、充实生活、拓宽视野，又有利于克服悲观、紧张情绪，树立起战胜疾病的勇气和信心。这样可以改善脑部血液循环，使大脑皮质兴奋和抑制过程更加协调。此外，琴、棋、书、画等都是工作量较小但可使脑力活跃的锻炼，也可以作为一种精神寄托，肺气肿患者可孜孜不倦地研究和追求。思想、情趣倾注于所爱，尽情地享受娱乐的快感，就会有一种充实的感觉，找到自己在生活中的恰当位置，使自己永远置身于生活之中。

(3)适当锻炼体质。适当锻炼是非常重要的，因为锻炼可促进血液循环和新陈代谢，可改善呼吸功能，增强肌肉力量，提高机体对温度尤其是低温的适应能力，使精神愉快，从而改善身体素质和提高机体的抗病能力，以减少肺气肿的复发。肺气肿患者每日可做气功、打太极拳、散步、短程慢跑等，注意运动量应由小到大，逐渐增加。此外，每天先用冷水摩擦全身，接着再用干毛巾摩擦全身至发热。此法应从夏天开始，逐渐适应，直至秋冬并坚持下去。如不适应冷水摩擦，也可用冰水洗面或摩擦脸面。

●怎样进行饮食调理?

肺气肿患者宜进食清淡食物,如新鲜蔬菜和水果。一些新鲜蔬菜(如大白菜、小白菜、油菜、萝卜及西红柿等)不仅可补充各种维生素和无机盐,而且还有清痰去火的作用;一些果品类食物(如梨、枇杷、柑橘、莲子、百合、核桃、大枣、白果以及松子等)不仅可祛痰止咳,而且能健脾、补肾、养肺,适量吃些对减轻症状有益。

饮食中应多吃瘦肉、动物肝脏及豆腐、豆浆等,这些食品不仅富含优质蛋白质和铁元素,而且无上火之弊,有利于增强患者体质。

肺气肿患者痰多清稀,咳喘较重,可吃些温性食品,如鸡汤、肝汤、蛋羹等,汤中放入生姜、核桃仁等温肺散寒之品。肺气肿日久,大量的痰液损伤身体的津液,可看到口干咽燥、舌光红无苔,可适当吃些蜂蜜、百合、杏仁及鸡蛋等养阴润燥的食物。

肺气肿患者的呼吸道已有明显损伤,应禁忌辛辣刺激性食物,如辣椒、葱、蒜、胡椒、韭菜都助火且损伤津液,应绝对禁忌。还要坚决戒掉烟酒。

过咸的饮食容易引起水钠潴留而刺激呼吸道,对肺气肿患者的康复不利,故应当禁忌。此外,鱼、虾、肥肉容易助湿生痰,韭菜、地瓜容易产气,这些对肺气宣降不利,故均应少食或不食。

5.肺心病

●如何辨识?

肺心病,全称为慢性肺源性心脏病,是临床上的一种常见病、多发病,一般多由慢性支气管炎、肺气肿及其他肺胸疾病或者肺动脉的慢性病变引起,导致肺循环阻力增高,使右心室肥大、扩大,或者发生右心衰竭。由于该病治疗颇难,故又称"费心病"。

肺心病的病程发展缓慢,症状也是逐渐出现的。早期,患者的呼吸和循环功能尚能代偿;晚期出现心力衰竭和呼吸衰竭。患者首先有长期慢性咳嗽、咳痰、哮喘病史,逐步出现疲乏、呼吸困难、胸闷和咳嗽加剧,X线检查和其他检查有肺气肿的表现。如果病情逐渐发展,代偿功能逐渐消失,累及心脏则出现心悸、气急、发绀、心前区或剑突下疼痛。由于右心室向肺排血受阻碍,回流到右心室的静脉血也受到阻碍,形成静脉瘀血,就会出现胸水、腹水、全身水肿或肝脾大。当发生急性呼吸道感染时，通气障碍加重，缺氧和二氧化碳潴留，可以导致心力衰竭和呼吸衰竭。呼吸衰竭的早期表现是发绀、心悸和胸闷，进一步发展出现头痛、头胀、烦躁、精神错乱及抽搐等精神症状，称为肺性脑病。心力衰竭常与呼吸衰竭同时发生，表现为心悸、气喘、少尿、发绀加重、食欲减退及呕吐等，心脏检查有杂音、心律失常。严重的有皮肤出血，甚至全身广泛性出血。

肺心病在我国发病率很高，仅次于风湿性心脏病和冠状动脉硬化性心脏病。其在北方的发病率比南方高，在高原山区的发病率比平原地区高，40岁以上的人的发病率比40岁以下的人高，吸烟者的发病率比不吸烟者高。

●是怎样发生的？

肺心病有各种病因。不论何种病因，其共同特征是能导致肺循环阻力增加。概括起来，肺心病的基本病因可分为以下三类。

（1）引起肺气管阻塞的疾病。引起肺气管阻塞的疾病是肺心病最常见的病因。据统计，在我国，80%以上的肺心病是由慢性支气管炎并发肺气肿发展而来的，其次是支气管哮喘、支气管扩张及矽肺等。这些疾病之所以能引起肺心病，主要是由于基础病变在细支气管、肺泡或肺实质，先有气管的阻塞及肺实质的损害，继发肺气肿及纤维化，进而累及肺血管，使肺循环阻力增大，肺动脉高压，继而导致右心室肥厚。例如慢性支气管炎患者长期咳嗽、咳痰，支气管黏膜水肿变厚，黏液分泌增多，痰液潴留在支气管内，使之阻塞，呼吸就会受到影响，空气吸入多于呼出，肺泡膨胀、破裂，形成肺气肿。发生肺气肿后，右心室向肺运送血液就会遇到很大的阻力，右心室的负担加重，导致右心室逐渐肥大。肺动脉持续高压，右心室负担越来越重，当超过了它的代偿限度时就会发生右心衰竭，导致肺心病。

（2）影响胸廓运动的疾病。影响胸廓运动的疾病，如胸膜纤维化、强直性脊柱炎、严重的脊柱及胸廓畸形等，往往由于肺部反复感染，肺组织多有纤维化，致支气管扭曲，通气与排痰不畅，加之胸廓呼吸运动受限，可引起肺不张、血管闭塞及代偿性肺气肿，使肺循环阻力增大，肺动脉高压，最终导致右心室肥厚。

（3）肺血管疾病。肺血管疾病，如广泛发生的结节性多动脉炎以及由其他原因引起的肺动脉炎，可致血管内膜增厚，管腔狭窄，血管扩张度减低，导致肺循环阻力增高，形成肺心病。此外，肺血吸虫病、转移性瘤细胞栓塞等亦可致广泛性肺小血管栓塞，进而发展为肺心病。该类肺心病患者的肺功能损害多不严重。

根据各地的临床分析，慢性气管炎性肺心病在发展过程中容易引起急性发作，在气候寒冷、感冒流行的冬春季更易发作。这表明，感冒、上呼吸道感染及受凉是肺心病急性发作的最常见诱因。因此，积极防治感冒、慢性支气管炎是预防肺心病的基本环节。

● 如何护理？

(1) 防治感冒。肺心病的急性发作多由感冒、呼吸道感染引起，因此积极防治感冒非常重要。可在发病季节用食醋熏蒸，方法是让患者集中于室内，门窗关闭，一般在 30 立方米大小的房间，用 250 克醋加等量的水于锅内，文火煎煮，待醋味蒸发毕后，再等 10~20 分钟开门外出。此外，还可用苍术、苍耳子、辛夷各 30 克，白芷 15 克，细辛、冰片、皂角各 3 克，研末，以指尖蘸少许，涂抹鼻前庭，每日 2 次。

(2) 禁忌烟酒。香烟为非特异性刺激物，烟中含有焦油、尼古丁和氢氰酸等多种化学成分。尼古丁作用于自主神经，可刺激迷走神经引起支气管痉挛；焦油引起支气管黏膜上皮细胞增生和变异；氢氰酸损害支气管黏膜上皮细胞及其纤毛，使支气管黏液分泌增多，呼吸道阻力增加，使肺的净化功能减弱，纤毛活动减少，反射性地引起支气管痉挛。吸烟可直接或间接地引起支气管痉挛从而发病。因此，肺心病患者不应该抽烟，抽烟者应该戒烟，并避免在烟雾弥漫的环境中生活和学习。酒精能刺激咽喉部。饮酒过多，大脑皮层兴奋，外周血管扩张，这些都可激发支气管痉挛而加重病情，故肺心病患者以不饮酒为宜。

(3) 耐寒锻炼。早晚散步，呼吸新鲜空气，做呼吸操。耐寒锻炼可从夏季开始，以冷水洗脸、洗鼻孔、洗脚，逐渐用冷水擦洗面、颈部，每日 1~2 次，每次 5~10 分钟。1 个月后进而擦洗四肢及全身，并在阳光下做呼吸操。待天凉时也要坚持下去，早晚到室外活动。冬季因寒冷可改用温水擦洗，但也要适当保暖，到室外散散步。寒冷与气温骤变是肺心病复发的重要因素，因此耐寒锻炼对减少疾病复发有积极的意义。

(4) 注意通调大便。肺与大肠相表里，肺心病急性期常见腑气不通，肺气壅塞，表现为胸闷、腹胀、大便秘结。此为肺病影响大肠，大肠传导受阻，反过来又影响肺气肃降所致。现代医学证明，缺氧、二氧化碳潴留、心力衰竭等可致肠道瘀血，消化道功能紊乱，肠蠕动功能低下及肠黏膜破坏，造成肠中发酵、腐败、腹胀及便秘等。腹胀可影响膈肌升降，使呼吸运动受限、呼吸困难及肺内感染加重，肠道毒素排泄不畅，可加重全身中毒症状。故清理肠道、保持大便通畅是防治肺心病的重要措施。可多吃蔬菜、水果，必要时可服中药麻仁丸等。

● 怎样预防？

由于绝大多数肺心病是慢性支气管炎、支气管哮喘并发肺气肿发展而来的，所以积极预防和治疗这些疾病就成了避免肺心病发作的根本措施。因此，要做到以下几点。

(1) 保健按摩和用冷水洗脸，增强机体的耐寒能力。对生活尚能自理的患者，可选择气候温和、阳光充足、空气新鲜的城市近郊、海滨、山林等地疗养。

(2) 培养良好健康的生活方式，做到起居有规律，劳逸结合。患者可以读书、写作、绘画和从事简单家务劳动(扫地、缝纫等)。卧床患者可在坐位做些轻劳动。

(3) 积极治疗原发病，如慢性支气管炎、支气管哮喘及肺结核等，尤其对慢性支气管炎引起的患者要做好预防感冒、控制感染工作，保持呼吸道通畅。

(4) 坚持进行户外体育锻炼。运动能加强全身肌肉活动，使呼吸加深加快，血液循环加快，丰富的氧气和营养物质随血液输送到全身各脏器，加快新陈代谢。体育锻炼还能提高皮肤血管的收缩与扩张功能，提高机体对外界温度变化的适应能力，有利于防治感冒，并防止气管炎的复发。

● 怎样进行饮食调理？

肺心病患者以清淡饮食为宜，如蔬菜、瘦肉、豆制品、海带及肺脏(猪、牛、羊)，忌食油腻、辛辣等刺激性食物，因为油腻肥厚之品易生痰助湿；辛辣之品易刺激气管，而致咳喘加重，故应注意避免。

在食物制法上，因肺喜润而恶燥，煎炸之物火气重而性燥，应少用或不用，宜多用蒸、煮、烩等方法制作食物。

水果中多有润肺之品可供选用，如梨、苹果、橘、柑、枇杷、荸荠等，可生用，也可与贝母、冰糖、蜂蜜等同蒸煮服食。如石榴、柿、银杏等可助收敛肺气，有止咳之功。

因哮喘、慢性支气管炎等所致肺心病者，应特别注意忌食发物，如鱼、虾、蟹、蛤之类。

二、循环系统疾病

1.高血压

●为什么称高血压是"无声杀手"?

高血压是最常见的一种慢性病。据统计,全世界高血压患者已达6亿人,我国现有高血压患者约1.6亿人,其中35岁以上的城乡居民占40%以上。

由于大多数高血压患者早期多无症状,许多患者直到高血压导致心、脑、肾、血管、眼底结构和功能的改变及损害,才知道自己早已患有高血压病,但此时已为时过晚了。因此,人们称高血压是"无声杀手"。

●高血压和高血压病有什么不同?

一般人常把高血压和高血压病混同起来,实际上这是两个不同的概念。高血压仅仅是一种症状,可以由多种疾病引起,如肾脏疾病、内分泌疾病引起的高血压,这种高血压为继发性高血压,也称为症状性高血压。如果引起高血压的疾病治愈了,则血压可不再升高。高血压病是一种病因不明的,以动脉血压持续增高为主要表现的全身性疾病。它发病原因比较复杂,一般认为与某些遗传因素、饮食因素、精神因素及环境因素有关。这些因素使大脑皮质即高级神经功能失调,血管舒缩中枢的调节功能紊乱,引起全身小动脉阻力增高,从而引起血压增高,这就是常见的原发性高血压,即高血压病。当发现自己患有高血压时,首先要查明是原发性的还是继发性的。如果是继发性高血压,则应积极治疗原发病,待原发病治疗痊愈,血压会恢复至正常水平;如果是原发性高血压,那么就要有效地控制血压,防止并发症的发生。

●危险信号有哪些?

头痛:部位多在后脑,并伴有恶心、呕吐感。若经常感到头痛,而且头痛很剧烈,同时又有恶心、呕吐,可能就是向恶性高血压转化的信号。

眩晕:多见于女性患者,可能在突然蹲下或起立时发作。

耳鸣:双耳耳鸣,持续时间较长。

心悸、气短:高血压会导致心肌肥厚、心脏扩大、心肌梗死、心功能不全,而这些都是导致心悸、气短的症状。

失眠：多为入睡困难、早醒、睡眠不踏实、易做噩梦、易惊醒。这与大脑皮质功能紊乱及自主神经功能失调有关。

肢体麻木：常见手指、脚趾麻木或皮肤如蚁行感，手指不灵活。身体其他部位也可能出现麻木，还可能感觉异常，甚至半身不遂。

● 如何分期？

临床上，高血压病的表现症状分为如下三期。

第一期：血压达到确诊高血压水平，而无心、脑及肾并发症表现。

第二期：血压达到确诊高血压水平，伴有左心室肥大、眼底动脉狭窄、蛋白尿或肌酐升高之一项者。

第三期：血压达到确诊高血压水平，伴有脑出血或高血压脑病、左心衰竭、肾衰竭、眼底出血或渗血或视神经盘水肿之一项者。

从以上分期可见，第一期尚无器官的损伤，而第三期损伤的器官已丧失功能，病情是十分严重的。高血压病患者如在第一期能够得到及时治疗，可获得痊愈或控制病情的发展。

● 如何防护？

世界高血压联盟提出，合理膳食、适量运动、戒烟限酒、心理健康为人类心脏健康的"四大基石"，并强调防治高血压病，要加强自我保健。大量事实表明，高血压病患者只要在日常生活中合理治疗，同时注意精神情绪的调节和饮食起居的忌宜，就可以带病延年，甚至比正常人还要高寿。具体防护措施如下。

（1）常测血压，测量频度视病情而定。对于病情稳定、血压波动不大的患者，可每周测1次；而血压不稳定、处于药物调整阶段的患者，应每天测1次；如有不适感，应及时测量。血压的测量方法：被测者至少安静休息5~10分钟，在测量前30分钟内禁止吸烟和饮咖啡，排空膀胱；被测者取坐位，最好坐靠椅背；裸露右上臂，将肘部置于与心脏同一水平；使用大小合适的袖带，将袖带紧贴缚在被测者上臂，袖带下缘应在肘弯上2.5厘米；将听诊器的探头置于肘窝肱动脉处。选择符合计量标准的水银柱式血压计进行测量。测量时快速充气，然后以恒定速度（2~6毫米汞柱／秒）缓慢放气。血压单位用毫米汞柱(mmHg)，取整数。

（2）注意休息。保证充足的睡眠，每天起居时间要规律，不要由于工作、社会活动、家庭琐事、娱乐而占用正常睡眠时间，避免过度紧张和劳累。

(3)心情愉快，要保持开朗和乐观。尽量减少情绪上的大波动，遇事要注意克制，不发脾气。不宜久看电视，不宜看过于紧张和恐怖的电视剧。

(4)重视饮食保健。戒烟戒酒；尽可能以清淡饮食为主，食盐量每日应控制在 4 克以下，少食脂肪；不可过饱，因饱食可促使交感神经兴奋性升高，能使血压上升；多吃有降压作用的食物，如芹菜，尤以芹菜根煎服为佳；荸荠、海蜇头，名"雪羹汤"，有良好的降血压作用；菠菜含有蛋白质、纤维素、蔗糖等，可作为治疗高血压和糖尿病的药用食物；绿豆有降血压的作用，适合高血压、头痛及头晕者食用。

(5)适当锻炼。争取每天做体力活动，如散步、体操、太极拳及气功等，要循序渐进，根据个人情况制订切实可行的运动计划。不可做剧烈运动，特别是长跑、掷铁饼等运动。节制性生活。多做防治高血压的保健操，做法为：直立，全身松弛，双手下垂，十指张开；然后，使全身肌肉极端紧张，包括头、颈、胸、背、四肢、眼及面部；在使肌肉紧张的同时，要口呼"一、二、三、四、五、六"，随即使全身肌肉松弛。如此使肌肉紧张再松弛，反复 3 次。可在饭前练，早、中、晚餐前各 1 次，每次15~20 分钟。

(6)预防便秘。保持大便通畅，排便时切忌过度用力，以免发生意外。便秘者要养成定时排便习惯，多吃含纤维较多的食物、水果和蔬菜。

(7)保证睡眠质量。睡眠不足导致血压升高，故高血压患者更应保证睡眠质量。白天多做运动，疲乏之后会睡得很香。避免晚饭过饱，过饱会引起腹胀不适，影响入睡。

● 怎样做好家庭护理？

家庭护理对于高血压病的防治具有重要作用。为了达到防治目的，患者及家庭成员有必要掌握一些知识。高血压病患者平时若能注意自我防范，就能降低脑病的发生概率。但无论采用何种保健措施，都要清楚地知道自己的血压情况。那怎样测量血压呢？

家庭用的血压计最好是水银柱式的，准确可靠。患者卧位或坐位，血压计放置应与心脏位置同高，测左侧或右侧肱动脉压，充分暴露上肢，气袋环绕于上臂，气袋的下缘距肘窝约 1 厘米，松紧以能够插入一个手指为宜。听诊器胸件放于肘窝动脉搏动明显处，打气时加压至动脉搏动声音完全听不到，表示血流已被阻断；然后慢慢放气，听到动脉搏动第一音，说明血流已经恢复，此为收缩压；再继续慢慢放气，至动脉搏动音调突然变低，此为舒张压。收缩压与舒张压之差称为脉压，测量血压时应注意缓慢放气，以心跳1次水银柱下降1小格为宜，放气过快会使结果低于实际值。

如自我测量血压，患者可取仰卧位或坐位，血压计与心脏位置同高；右手持气袋，将气袋的一端放于左上臂与胸侧臂之间，靠紧固定，缠绕后将气袋缚好；将听诊器胸件伸到气袋下，放置在动脉搏动最明显处，右手缓慢打气至听不到动脉搏动的声音后，再缓慢放气，听到动脉搏动第一音，说明血流已经恢复，此为收缩压；再继续慢慢放气，血管搏动的声调突然变低时，此为舒张压。

患者平时应坚持定期测量血压，如有头痛、头晕等症状应随时测量，发现有血压升高，就应及时治疗。

● 是否需要终身服药？

血压越高，中风、心梗的危险性越大。收缩压升高10~12毫米汞柱、舒张压升高5~6毫米汞柱，3~5年以后中风的风险升高1/3。因此，建议35岁以上的人每年至少测血压一次，及早发现高血压，及时治疗。所有患者均应改善生活方式，包括戒烟、限酒、减少食物摄入、减轻体重及增加体力活动。在此基础上，如果血压控制不良，则需要药物治疗。已有的降压药种类很多，较常用的有6大类，即利尿剂、β-受体阻滞剂、钙通道阻滞剂（CCB）、血管紧张素转换酶抑制剂（ACEI）、血管紧张素Ⅱ受体阻滞剂（ARB）以及中药。

药物治疗过程中，开始时使用药物最低剂量，尽量减少副作用。如果低剂量单药效果不错，但血压控制不够稳定，则可适当增加剂量。

同时，要重视合理联合用药。以下三种情况在起始时就要联合用药：①血压超过160/100毫米汞柱者；②高血压高危者；③糖尿病、肾病患者。现有的临床实践证明，联合用药治疗的方案不仅安全有效，而且是积极的血压管理策略。联合用药可以协同发挥作用，在降压的同时防止或减轻对高血压患者心、脑、肾等靶器官的损害，最大限度地降低各种心血管事件发生的风险，从而延长患者的生命和提高患者的生活质量。

高血压病患者需要终身服药，不能随意中断降压药物，以防血压"反跳"，而出现意外。

● 怎样进行精神调理？

高血压病患者平时应保持乐观、稳定的情绪，减少精神刺激，避免发怒和情绪过分激动。发怒会使人出现一系列的自主神经-内分泌失调现象，如交感神经兴奋、儿茶酚胺增多、肾上腺皮质和垂体前叶激素分泌增加，引起心率加快、血压升高等一系列改变。因此，高血压病患者平时必须避免情绪激动，加强个性修养，保持稳定的情绪和良好的精神状态。

●怎样进行运动锻炼？

高血压病患者平时应选择运动量不大、动作缓慢轻柔的运动项目，如步行和体操等。每天坚持在平地上步行，早晚各1次，每次步行2~3千米，体力弱者步行1~2千米，匀速进行。步行的时间最好选在清晨和黄昏。长期坚持步行可使血压下降，预防高血压脑病的发生。体操运动量适中，动作轻柔缓慢，全身各部位活动比较全面，不易发生不良反应，容易坚持。每日清晨做体操1次，长期坚持也可使血压下降。

高血压病患者不宜进行大运动量的锻炼或剧烈运动，因为剧烈运动会增加机体内氧的消耗，会使血压骤然升高，加重病情。因此，高血压病患者最适宜长期打太极拳进行锻炼。

●怎样进行饮食调理？

高血压病患者经过降血压治疗后，应该强调合理饮食，以预防血压再度升高。平时应食用低脂、低胆固醇、低盐的食物，饮食宜清淡。多吃蔬菜及水果，如白菜、芹菜、萝卜、西瓜、梨和苹果等。主食应粗粮、细粮混吃，可适当吃一些猪、羊、牛的瘦肉、鸡肉、鸭肉及鱼类，少吃高胆固醇食物，如动物肝脏、脑及蛋黄等。

要下决心戒除烟酒。吸烟可使心率每分钟增加5~20次，血压升高10~25毫米汞柱，这对于预防高血压脑病是极为不利的，故患者必须戒烟。长时间的大量饮酒可使血脂增高、肥胖，并促进高血压脑动脉硬化的发展。

●哪些食物可多吃？

茼蒿菜：含有挥发性精油和胆碱等成分，能辅助治疗高血压，消除头昏、烦热症状。

胡萝卜：富含维生素A及钙、钾、磷、铁等元素，所含琥珀酸钾盐有降血压的作用；所含槲皮素、山柰酚能增加冠脉流量，降低血脂，促进肾上腺素合成，有降血压、强心疗效。

豌豆：高钾低钠食物，含丰富的铬、锌等微量元素，可补充人体生理需要。铬能促进体内糖和脂肪的代谢，维持胰岛素的正常功能。人体缺铬易导致动脉硬化，引发高血压病。补锌可以提高体内锌／镉比值，减少镉的积聚，阻止动脉硬化。

木耳：能抑制血小板凝集，阻止心肌、肝及主动脉组织中脂质沉积，明显减轻或延缓动脉粥样硬化的形成；含有的腺嘌呤核苷可降低老年人高血压病诱发脑血栓的风险。

香菇：是高钾低钠食物，并富含钙、硒等矿物质，所含香蕈太生、丁酸能降低血脂，有助于防治高血压病、糖尿病及高脂血症。

海蜇：有降血压作用，常用于降血压的保健食疗。

荞麦：茎和叶含有芸香甙、槲皮素等黄酮类物质，适用于高血压、毛细血管脆弱性出血患者，并可防治脑卒中、视网膜出血等。

芹菜：有较好的降压效果，降压的疗效可达71.44%。所含芫荽苷挥发油、甘露醇和肌醇等物质有较好降压作用；芹菜素能作用于颈动脉体化学感受器而起到降压作用；生物碱有镇静作用。

荠菜：含有胆碱、芦丁、黄酮素等成分，有降压作用。

马兰头：含蛋白质、维生素C、有机酸等成分，可用于辅助治疗高血压病眼底出血、眼球胀痛。

枸杞：含有甜菜碱、胡萝卜素及多种维生素，能改善心肌缺血状态，减轻动脉硬化程度，降低血压，并能保护视神经功能，提高肝脏和肾脏的功能，调节人体免疫功能。

冬瓜：是高钾低钠食物，有利尿排湿的功效，能通过利尿祛除滞留在体内的水湿，适宜于肥胖者减肥轻身，肾炎水肿、糖尿病、高血压及高脂血症者排毒健身。

茄子：含有丰富的维生素A、维生素B、维生素C及维生素P，富含钙，可降低人体毛细血管脆性和渗透性，增加毛细血管与体细胞间的黏合力及修复能力，从而防止血管破裂出血，是高血压、冠心病、动脉硬化的辅助食疗佳品。

番茄：高钾低钠食品，富含胡萝卜素、维生素P等成分，能改善末梢血管的功能，对高血压、眼底出血者有保健作用，可多食用。

绿豆：高钾低钠食物，有利于降血压。绿豆芽也适合高血压患者食用。

菊花：含有菊甙，有降血压作用。菊花还能明显扩张冠状动脉，增加血流量，并能增加毛细血管抵抗力，对高血压、冠心病有防治作用。

海带：含有海带氨酸(褐藻氨酸)，具有降压作用；含有的昆布素有降血脂作用。

海藻：动物实验证明，本品对麻醉犬、兔有较为明显且持久的降血压作用；且水剂比酊剂作用强。

紫菜：含有二十碳五烯酸，可降低血中胆固醇含量；含有红藻素等活性成分，能防止血栓形成；含有藻朊酸钠和锗等成分，可有助于机体排出镉等有害微量元素，有利于高血压病的防治。

牡蛎肉：每100克鲜牡蛎肉含锌元素9.29毫克。常吃牡蛎肉以及牡蛎水煎液可增加体内的含锌量，提高机体锌／镉比值，有利于防治和改善高血压病，防止或减少高血压脑病的发生。

西瓜：含有配糖体成分，有利尿、降血压等作用，适合高血压患者食用。西瓜的子和皮都有降压效果。

柿子：高钾低钠食品，柿液汁所含单宁成分及柿叶中提出的黄酮甙能降血压，增加冠脉流量，有利于心肌功能的正常活动。吃柿子对高血压病、冠心病患者有保健作用。它滑肠通便，更适合大便秘结的高血压病患者食用。

苹果：含有大量的苹果酸，可使体内的脂肪分解，防止发胖。苹果酸在肠中与胆酸结合，阻碍胆酸被重新吸收，使血液中的胆酸含量降低，促使胆固醇向胆酸转化，从而降低血中胆固醇的含量，缓解动脉硬化。它含有大量防治高血压的理想物质钾盐，可将人体血液中的钠盐置换出来，有利于降血压。

香蕉：富含钾离子，钾可抵制钠离子造成的升压和血管损伤，有降血压作用，并能保护心肌细胞，改善血管功能。香蕉的钾／钠比值特别高，常食可使尿钾上升，血压随之下降。香蕉富含维生素A、维生素B、维生素C、维生素E、维生素P及果胶、钙、磷等物质，具有润肠通便作用。香蕉皮也有一定的降压作用。

芦笋：含有多量维生素，其含量为一般蔬菜的2～5倍。另含有大量的维生素B、维生素C、甘露聚糖、胆碱及精氨酸等成分，对保护毛细血管的形态和弹性、改善其生理功能很有利，对防治高血压及心脑血管疾病有很高价值。芦笋还含有芦丁成分，可降低血压、软化血管，可作为冠心病、高血压病患者的辅助治疗食物。

洋葱：是唯一含前列腺素A的植物，是天然的血液稀释剂。前列腺素A能扩张血管、降低血液黏度，因而会产生降血压、减少外周血管的血流量、增加冠状动脉的血流量和预防血栓形成的作用。它能对抗人体内儿茶酚胺等升压物质的作用，又能促进钠盐的排泄，从而使血压下降。经常食用洋葱对高血压、高血脂和心脑血管疾病患者都有保健作用。

大蒜：可防止心脑血管中的脂肪沉积，诱导组织内部脂肪代谢，显著增加纤维蛋白溶解活性，降低胆固醇，抑制血小板的聚集，降低血浆浓度，增加微动脉的扩张度，促使血管舒张，调节血压，增加血管的通透性，从而抑制血栓的形成和预防动脉硬化。大蒜可帮助保持体内一种酶的适当数量而避免出现高血压。每天吃 2~3 瓣大蒜，被认为是有效的降压办法。

山楂：能扩张冠状动脉，舒张血管，改善血液循环，并具有降血脂、降压及强心等作用。它含有丰富的钙以及齐墩果酸、山楂酸、黄酮类、三萜类化合物等物质，能够舒张血管，加强和调节心肌功能，增加心室、心房运动振幅及冠脉血流量；所含解脂酶能促进脂肪分解，从而降低血清胆固醇水平，并能降低血压。

2.低血压

● 如何辨识?

低血压是指血压经常在 90/60 毫米汞柱以下，同时有头晕、乏力、眼发黑等自觉症状。在医学上，低血压可分为急性低血压与慢性低血压两种。急性低血压是指血压在正常或较高的水平突然明显下降，多见于晕厥和休克；慢性低血压多见于慢性肾上腺皮质功能减退症、垂体前叶功能减退症、慢性消耗性疾病及营养不良、心血管疾病。平原居民进入海拔 3500 米以上高原地区，也可出现血压偏低。此外，还有一种特发性起立性低血压，也称特发性直立性低血压，是指患者在站立时，由于血液循环异常而引起的血压低下。

我们知道，血压是循环着的血液在血管内流动时对血管壁所产生的一种压力，它主要来源于心脏收缩动力。血液凭借着一定梯度的血压，在血管中流动，从而保证血液和全身组织间通过毛细血管进行氧和营养物质的交换过程。同时，还从全身各组织回收代谢产物及二氧化碳等废料。血液循环，就好像自来水系统对各地建筑物供水那样，如果没有一定的压力，供水就得不到保证。血压的重要性在于保持血液流动。血压不足，则血液无力循环，即使在极其广阔的毛细血管处也不能进行有效的物质交换。因此，对低血压不应忽视，而应该积极加以防治。

● 引起低血压的原因有哪些？

引起低血压的病因有很多，如缺铁性贫血、风湿性心脏病、慢性肾上腺皮质功能减退症、垂体前叶功能减退症、慢性消耗性疾病以及营养不良等，低血压是这些疾病的症状之一。目前，对特发性直立性低血压的病因尚不太明了，一般认为是由于儿茶酚胺分泌或代谢障碍，而引起神经传导失常，导致神经系统功能失调，特别以自主神经功能失调为主要特征。还有人认为，这是一种自主神经系、椎体系、椎体外系及小脑系等广泛的神经系统性疾患，但以自主神经变性为主要特征。

● 临床表现如何？

低血压是由于血管内的血液作用于血管壁的压力偏低所致的。如果血压经常偏低，那么从心脏排出的血液的力量减弱，就会影响血液供给，从而不能保证身体组织获得足够的氧和营养物质。特别是大脑、心、肝、肾等重要器官的供血不足，可引起四肢无力、精神疲倦、健忘、头晕、头痛，或有心悸、失眠甚至昏厥。而且还会出现心慌、怕冷、手脚发冷等症状，运动时容易虚脱。严重的低血压可以发生中风现象，造成生命危险。

● 如何护理？

低血压患者首先要注意休息，因为如果休息不好（如过于劳累、睡眠不足），会使血压更低。因此，低血压患者宜劳逸结合，保证充足的睡眠，注意休息。

低血压患者应注意站立动作，不可穿紧身裤袜，在大量汗出、热水浴、腹泻、感冒及饮酒后尤应注意。

低血压患者还应加强体育锻炼，做适当的运动（如走路、打太极拳等）。高年老人在起立坐卧时，动作宜缓，不宜突然起立或坐起。

此外，低血压患者应该经常洗热水澡，水温以 43～45℃较为适宜。洗热水澡可加速血液循环，减轻低血压症状。由于低血压患者不适宜长时间洗浴，因此最好先用热水洗 2～3 分钟，然后休息一会再洗。这样反复几次就能改善自觉症状。洗完后宜坐着休息，以巩固疗效。如能持之以恒，再配合饮食调理和体育锻炼等，低血压是能够改善的。

● 怎样预防？

低血压的预防是十分重要的。要预防低血压，可以注意以下几点。

加强营养：饮食宜选择富有营养且易于消化的食物，如肉类、蛋类、豆制品类等，要增加能量的吸收，多食用能够转化为能量的食品。

注意休息：充分的休息可以提高恢复体力的程度，所以要劳逸结合，注意不要过度地耗伤体力。

适当锻炼：坚持长期地、缓慢地增加运动量，注意把握度，既不要猛烈锻炼，也不要中断锻炼，应该持续不断地锻炼身体，这对于提高血压有一定的作用。

及时治疗心脏及血管的疾病：心脏或血管方面的某些疾病可以导致血压下降，所以及时治疗心脏及血管的疾病是治本之举。

●怎样进行饮食调理？

饮食疗法对于慢性疾病来说是十分合适的。此法可以长期应用，不伤正气，补后天，养身体，药食合一，事半功倍。故低血压患者除药物治疗外，应重视饮食调理。

低血压患者对钠盐的需要量要高于正常人，因为钠离子不易被肾脏排出，留于体液内能提高其渗透压，吸收水分，使血容量增加，从而提高血压。低血压常见的症状为头晕、困倦无力、肌肉抽搐甚至虚脱，如加食钠盐后，这些症状就会有所改善。一般来说，低血压患者每天的食盐摄取量应达到12~15克，但也不能过高，过高也会引起身体不适。

低血压患者宜常吃生姜。生姜含挥发油，主要成分为姜醇、姜烯、柠檬醛、姜辣素、天门冬素、谷氨酸、丝氨酸及甘氨酸等。挥发油能够刺激胃液分泌，兴奋肠管，促进消化，有健胃作用。健康人口嚼生姜1克(不咽下)，可使收缩压平均升高10毫米汞柱，舒张压升高14毫米汞柱，对脉率则无显著影响。生姜的吃法可多种多样，例如在菜汤、肉汤、鸡汤、鱼肉中多放些姜末，平时用姜末泡开水当茶饮等。

由缺铁性贫血引起的低血压者，应多吃富含铁的食物，以补充铁质。目前，市场上有铁强化酱油，是由大豆制的酱油再加入硫酸亚铁、维生素C配制而成的，每日可于菜肴调味时加入15~20毫升佐餐。

对具有低血压倾向的人，当其营养不足时，血压更为低下。因此，平时应该补充营养，多吃富于营养的食物。

低血压患者忌食利水降压食物，如芹菜、冬瓜、赤小豆及山楂等。

3.冠心病

● 如何辨识？

冠心病，全名为"冠状动脉粥样硬化性心脏病"，是一种最常见的心脏病，是指供应心肌血流的冠状动脉发生粥样硬化，使冠状动脉的内腔缩小，由冠状动脉供给心肌的血流相对不足，出现胸闷和心前区疼痛等心绞痛症状。老年性冠心病患者心绞痛发作时，其特点是表现形式多种多样，很容易被人忽视，以致延误诊断与治疗时机，甚至造成严重的后果。

冠心病发病率呈上升趋势，预计到 2020 年，冠心病将成为世界排名第一的最重要疾病。

● 有哪些临床表现？

冠心病除典型的心前区疼痛外，尚有以下几种特殊表现形式：

头痛：表现为头部一侧或双侧的跳痛，且伴有头晕感，往往在劳动时发生，休息 3~5 分钟则缓解。

牙痛：牙床的一侧或两侧疼痛，以左侧为多，又查不出具体的病牙，与酸冷刺激、咀嚼无关，用止痛药亦无效。

肩痛：老年人肩痛多为肩周炎或颈椎病所致，但有的冠心病也可表现为左肩及左上臂内侧阵发性酸痛，这种肩痛与气候变化无关。

颈部疼痛：表现为颈部的一侧或双侧的跳痛或窜痛，疼痛时多伴有精神紧张、心情烦躁及不想说话。

咽喉疼痛：可表现为咽部或喉头部的疼痛，可沿食管、气管向下放射，伴有闷堵、窒息样感觉。咽喉无红肿，扁桃体无肿大，上消化道钡餐检查无异常。

腿痛：心绞痛的腿部放射痛并不少见。这种疼痛有的放射到单腿，有的放射到双腿，有的放射到大腿，有的放射到小腿。极少数患者甚至经腹股沟、腹部最后扩展到左胸部。此类患者心绞痛的另一个特点是：只放射到腿的前部，有时达到内侧的四个足趾，但不放射到腿的后部。

耳痛：少数患者可表现单侧耳痛，出现麻、胀感或针刺样痛，多伴有胸闷、心悸及血压增高。

面颊部疼痛：少数心绞痛患者表现面颊部的疼痛，疼痛可为锐痛和窜痛，多有精神紧张和心前区不适。

上腹部疼痛：可出现在上腹、剑突下或右上腹部的疼痛，表现为跳痛、灼痛、针刺样疼痛或沉重样感觉。

冠心病发作时，胸腔中央发生一种压榨性的疼痛，并可迁延至颈、颔、手臂及胃部。冠心病发作的其他可能症状有眩晕、气促、出汗、寒战、恶心及昏厥。严重患者可能因心力衰竭而死亡。

● *主要致病因素有哪些?*

年龄：冠心病是中老年人的常见病，与年龄关系密切。发病率随年龄的增长而增高，程度也随年龄的增长而加重。有资料表明，自 40 岁开始，每增加 10 岁，冠心病的患病率增加 1 倍。男性 50 岁以后和女性 55 岁以后，冠状动脉硬化发展比较迅速，心肌梗死的风险也随着年龄的增长而增加。

性别：冠心病多见于男性，男女比约为(2～5)∶1。据调查，在 50 岁之前，女性冠心病患病率低于男性；60 岁以后，冠心病的发生逐渐增多，男女发病比例接近。这是由于雌激素对心脏起保护作用；绝经后，随着雌激素的减少，这种保护作用明显减弱，所以女性冠心病的患病率明显升高。因此，女性到了绝经期后，冠心病患病率与男性相当。

高脂血症：人群研究结果亦表明，高血脂人群的冠心病患病率高。尤其是胆固醇与低密度脂蛋白含量高者，冠心病患病率高，且呈正相关。

高血压：高血压患者的冠心病患病率较血压正常人高 3～4 倍左右。高血压使血管内压力升高而损伤内膜，并可使血浆加速进入血管壁，从而促进血浆脂质在内膜中沉积，加快动脉粥样硬化形成。

吸烟：现已公认，吸烟对心血管有不良影响，它仅次于高脂血症与高血压，为冠心病的第三大危险因素。

糖尿病和糖耐量异常：临床研究表明，糖尿病和糖耐量异常患者比正常人群更易患冠心病。

遗传因素：可能造成代谢缺陷，发生高脂血症、内膜损伤、肥胖、高血压等，这些均可促进动脉粥样硬化形成，促发冠心病。

体重：许多资料表明，肥胖者更易患冠心病。

● *如何做好三级防护?*

(1) 一级预防措施。控制和消除导致冠心病的危险因素，如高脂血症、高血压、吸烟、肥胖及糖尿病等，这是预防冠心病发生的根本措施。

饮食习惯：避免食入过多的动物脂肪及胆固醇含量高的食品，增加不饱和脂肪酸食品(如鱼油、麻油、玉米油、芽胚油)；进食的总热量不宜过高；适当食用优质蛋白食品；控制碳水化合物的摄入量；讲究膳食平衡，做到各种食品搭配进食；避免暴饮暴食；戒烟禁酒；预防高血压病。

应对糖尿病：预防非胰岛素依赖型糖尿病的发生；对糖尿病患者做到早期诊断，积极治疗，控制病情发展；减轻和消除胰岛的负担，防止糖尿病性心脏病的发生；参加体育活动，增强抗病能力，特别是抗病毒感染的能力；改变不良的生活方式，合理膳食，防止肥胖。

体力活动：增加人群平均热能的消耗；加强青少年的高强度体育活动，保证业余体育活动的次数、时间及强度；合理安排一定时间的户外活动，如散步、慢跑、打太极拳、练气功、做保健操、骑自行车、游泳、进行球类活动等；参加一些能使身心愉快和放松的文娱活动，如下棋、打牌及跳舞等；中年以后最好避免剧烈的运动。

心理保健：保持乐观情绪，避免忧伤；控制激动和急躁的情绪，回避刺激环境；消除紧张感，科学处理日常事务。

（2）二级预防措施。若冠心病已经发生，虽然尚未出现引起自己注意的症状，但早期发现、早期治疗可有效阻止病变的发展。

冠心病患者的自我报警：凡突发上腹或胸部疼痛、胸闷、心慌、气短、疲乏、精神不振、烦躁及头晕等症状，一定要到医院进行检查，一经确诊，及时治疗。

高危人群定期检查：凡有以下6项内容之一者，可视为冠心病的高危人群，即高脂血症者、多年吸烟史者、高血压患者、肥胖者、糖尿病患者、有冠心病家族史者，应每年进行一次检查。

（3）三级预防措施。冠心病患者实行有计划合理治疗与积极的自我保健相结合的对策，这是防止冠心病病情复发和恶化的关键，也是三级预防的关键。

● 如何进行饮食调理？

控制总热量，维持正常的体重：糖在总热量中的比例应控制在60% ～70%。宜多吃粗粮，以增加复杂的糖类、纤维素及维生素的含量。应适当控制单糖及双糖等，高脂血症和肥胖者尤应注意。

限制脂肪：脂肪的摄入应限制在总热量的30%以下，以植物性脂肪为主。适当吃些瘦肉、家禽及鱼类。

适量的蛋白质：蛋白质是维持心脏必需的营养物质，能够增强抵抗力，但摄入过多的蛋白质对冠心病患者不利。因蛋白质不易消化，能够加快新陈代谢，增加心脏的负担。

饮食宜清淡、低盐：这对合并高血压者尤为重要，食盐的摄入量每天控制在 5 克以下。盐的摄入量可随季节活动量适当增减。例如，夏季出汗较多，户外活动多，可适当增加盐的摄入量；冬季出汗少，活动量相应减少，应控制盐的摄入。

要多吃一些保护性食品：如洋葱、大蒜、紫花、苜蓿、木耳、海带、香菇及紫菜等。

供给充足的维生素、无机盐和微量元素：膳食中应注意多吃含镁、铬、锌、钙及硒元素的食品。

忌烟酒和高脂肪、高胆固醇食物：冠心病患者应当戒烟，减少饮酒量；当合并高脂血症时，应避免饮酒，并应忌用或少用全脂乳、奶油、蛋黄、肥猪肉、肥羊肉、肥牛肉、内脏、黄油、猪油、牛油、羊油及椰子油。

● 如何自我急救？

心绞痛急性发作时，自我急救的总原则是"分秒必争"：立即停止活动，平卧或坐下休息，保持安静；用手轻轻地按摩前胸部或用热水袋置于前胸部；药物自救，按自备药物的品种分别使用。首选药物：硝酸甘油片1 片(0.3毫克)，舌下含化，1～2 分钟见效，可维持半小时；如含服 1 片不理想，可隔 5 分钟再含 1 片，最多至 2 片止，服药时注意应平卧，不可立即站立。消心痛：即硝酸异山梨醇酯，若没有硝酸甘油片可舌下含服消心痛 1～2 片(5～10毫克)，5 分钟后见效，效果可维持 1～2 小时。

如出现呼吸困难，应采取坐位或半卧位，有条件的立即吸氧；若发生昏厥，应平卧，头向后仰，抬高下肢，松开衣领；若出现心搏骤停(大汗淋漓、四肢冰冷、口唇发绀)，摸不到脉搏，应由家人就地进行胸外心脏按压及口对口呼吸。

● 怎样进行体育锻炼？

冠心病患者可通过适量的运动刺激，调节神经系统的功能，活跃血液循环，改善局部心脏营养，促进侧支循环建立，改善供血而使疼痛缓解、改善局部营养及增进运动功能等。

医疗体操的方法是：①仰卧位，先做上肢和躯干的活动，结合做腹式深呼吸运动，做到身体微感温暖为好；②再将患肢抬高，并做踝关节的背伸和跖屈活动，要有节律地活动并逐渐增加用力；③最后做踝关节的背伸和跖屈的抗阻活动，共约2~3分钟；④将患肢下垂于床边下面，并做足的环绕活动，约3~5分钟；⑤将患肢平放床上2~3分钟，再将患肢抬高，动作如前。如此反复做3~10次，每日可练2~3次。

4.心律失常

● 如何辨识？

心脏好比是人体的发动机。我们可以听到的心跳声在正常时往往是有节律的，一旦出现弦外之音，医学上就称之为心律失常。

心律失常又称心律紊乱，是指心律起源部位、心搏频率与节律以及冲动传导等任何一项出现的异常，可见于各种器质性心脏病，其中以冠心病、心肌炎、心肌病及风湿性心脏病为多见，尤其在发生心力衰竭或急性心肌梗死时更为常见，也可见于基本健康者或自主神经功能失调的患者。本病轻者可无任何症状；重者可有心悸胸闷、头晕乏力、短暂昏厥或休克等症状，桡动脉有或快或慢的脉搏间歇。

● 是怎样引起的？

我们知道，心脏在正常情况下以一定范围的频率发生有规律的搏动。心脏搏动起源于窦房结，而以一定的程序传布于心房或心室。由于心脏内冲动发生与传布的不正常，而使整个心脏或某一部分的活动变得过快、过慢或不规则，或部分活动的程序发生紊乱时，即形成心律失常。引起心律失常的原因很多，一般分为生理性和病理性两类。生理性原因包括情绪激动、进食、饮酒、体力劳动和运动、喝茶或咖啡及过度疲劳等。病理性原因包括贫血、感染、发热、甲状腺功能亢进、休克、心功能不全、心肌炎、冠心病、风湿性心脏病、先天性心脏病及心脏神经官能症等。

● 如何预防与护理？

原有心脏病的患者若用脑过度或过度激动紧张，可引发心律失常。因此，有心律失常病史者要保持心情愉悦、心平气和，避免情志刺激，则可预防和减少心律失常的发作。

吸烟饮酒或喝醋过量均可引起心律失常的发作，因此，患者宜节制烟酒嗜好，切忌饮服烈性酒，也忌喝醋过量。饮食有节，忌饱餐，可少吃多餐。

心律失常患者如参加剧烈运动，可引起心律失常发作，故应做到起居有常、劳逸适度，避免剧烈运动或过度劳累。

● 怎样进行精神调理？

心律失常的发病多与精神情志波动有关。现代研究表明，心理刺激可通过神经中枢，增强交感神经兴奋性，促进肾上腺素分泌增加，使心跳加快，即可发生心悸。即使是正常人也可因情绪紧张或突然受惊，发生异常心跳感。而若心脏原有器质性病变，再遇上强烈的情绪变动，则可触发严重的心律失常。如冠心病患者的精神负荷增加和自主神经系统功能改变时，可激发室性早搏，甚至导致室颤、心脏停搏，是猝死的危险因素。因此，精神调理非常重要。调理方法如下。

心理疏导：引导患者用语言、动作来表达自身的恶劣情感体验，让其通过回忆宣泄精神创伤体验，一吐为快，借以解除患者内心的紧张情绪，减轻精神负荷。在找出发病的原因后，要向患者解释功能性心律不齐的本质，使之了解病因和发病机制，使之对疾病有正确的认识，消除其顾虑。鼓励并支持患者主动地争取治疗好转，适当改善生活、工作环境，减少情绪波动的刺激。

生物反馈：可以帮助患者逐渐自我控制心率，缓解症状。自我暗示以改变循环功能为目的，作自我催眠，可改善心脏刺激传导系统障碍。以改变患者的性格、意志为目的，给予语言暗示的训练方式来加强性格德行的修养，改善不良的人格特征，从而提高患者的社会调适能力，可避免心律失常病情的加重。

三、消化系统疾病

1. 慢性胃炎

● 如何辨识？

慢性胃炎是指不同病因引起的胃黏膜的慢性炎症或萎缩性病变。其实质是胃黏膜上皮遭受反复损害后，由于黏膜特异的再生能力，以致黏膜发生改建，且最终导致不可逆的固有胃腺体的萎缩，甚至消失。本病十分常见，约占接受胃镜检查患者的 80% ~90%，男性多于女性，发病率随年龄增长逐渐增高。

●有哪些病症表现?

大多数慢性胃炎患者有不同程度的消化不良症状,包括上腹饱胀不适,多在餐后加重,无规律性的上中腹部疼痛,并有嗳气、反酸、恶心及呕吐等。部分患者可无任何临床表现。

慢性胃炎病程缓慢,反复发作而难愈。慢性胃炎往往缺乏特异性症状,甚至在静止期无任何症状表现,因此,患者发现胃部不适时要及早到医院检查,防止慢性胃炎的进一步恶化。

●如何分类?

根据病理组织学改变和病变在胃的分布部位,结合可能病因,慢性胃炎可分成慢性浅表性胃炎、慢性萎缩性胃炎和慢性肥厚性胃炎三大类。

慢性浅表性胃炎是指不伴有胃黏膜萎缩性改变,胃黏膜层见以淋巴细胞和浆细胞为主的慢性炎症细胞浸润的慢性胃炎。根据炎症分布的部位,可再分为胃窦胃炎、胃体胃炎和全胃炎。幽门螺杆菌感染首先发生胃窦胃炎,然后逐渐向胃近端扩展为全胃炎。全胃炎发展与否及发展快慢存在明显的个体差异和地区差异。自身免疫引起的慢性胃炎主要表现为胃体胃炎。

慢性萎缩性胃炎是指胃黏膜已发生萎缩性改变的慢性胃炎。慢性萎缩性胃炎又可再分为多灶萎缩性胃炎和自身免疫性胃炎两大类。多灶性萎缩性胃炎的萎缩性改变在胃内呈多灶性分布,以胃窦为主,多由幽门螺杆菌感染引起的慢性非萎缩性胃炎发展而来。自身免疫性胃炎的萎缩改变主要位于胃体部,多由自身免疫引起的胃体胃炎发展而来。萎缩性胃炎曾被消化病专家认为是胃癌的"癌前期病变",尤需警惕。

肥厚性胃炎临床上较少见。

●如何防治?

首先要保持心情愉快,避免精神刺激;其次要求生活起居有规律,忌酒和辛辣刺激食物,不暴饮暴食;多吃易消化吸收的、营养价值较高的食物和新鲜蔬菜水果。

在治疗中重视消除HP感染,一般采用三联或四联治疗;必要时对症处理,如使用复方氢氧化铝(胃舒平)、胃复安和多潘立酮(吗丁啉)等。

2.消化性溃疡

● 如何识别？

消化性溃疡，又称胃和十二指肠溃疡，其好发部位为胃小弯、幽门部和十二指肠球部。

消化性溃疡的主要症状为上腹痛，部位在心窝部，上腹偏左或右，可表现为持续性灼痛、胀痛、钝痛或饥饿痛，与饮食关系密切。胃溃疡痛常在进餐后0.5～1小时发作；十二指肠溃疡痛则于餐后2～3小时明显，并可持续至下次进餐后才缓解，且还常伴有夜间疼痛。

十二指肠溃疡无癌变可能，而胃溃疡则有5%～10%的癌变可能。

通过X线胃肠钡餐造影和纤维胃镜检查可确诊本病。本病的并发症有上消化道出血(呕血、黑便)、急性穿孔(急腹症)和幽门梗阻(严重呕吐)。

● 哪些因素可引起溃疡穿孔？

当患溃疡时，溃疡所在的胃壁或肠壁明显变薄，为最薄弱处。当胃内压力突然升高时，就可造成溃疡底部急性穿孔。溃疡穿孔与精神紧张、劳累等因素有关。

精神高度紧张：溃疡患者在精神极度紧张的情况下，迷走神经过度兴奋，可使溃疡恶化，发生急性穿孔。

劳累、失眠：可造成迷走神经的紧张度增加，溃疡进一步发展而致穿孔。

晚餐：进食过饱或者饮用大量汽水可导致胃内压力突然增高，引起溃疡穿孔。

重体力活动：突然从事重体力活动，如举重物、提重物等也可导致胃内压力突然升高，引起穿孔。

饮酒：可直接刺激溃疡面，加速溃疡的恶化，同时饮酒后胃内局部压力增高，导致溃疡穿孔。

吸烟：吸烟的烟雾可导致溃疡愈合延期，同时对溃疡面还有较强的刺激作用，促使穿孔发生。

药物刺激：溃疡患者服用阿司匹林、激素、保泰松等可造成溃疡恶化甚至穿孔。

● 如何做好防护？

保持良好的情绪和心态，避免紧张。

忌辛辣、刺激食品、浓茶、咖啡及烟酒。

适当进行体育锻炼，坚持打太极拳、练功十八法或内养气功锻炼。

经常按摩足三里穴，早晚各一次，每次20分钟。

3.胃下垂

● 如何辨识？

胃下垂是指胃的位置低于正常，胃小弯弧线最低点下降到髂棘连线以下，胃的下缘下达盆腔。这是胃因重力作用而向下延伸移位的结果。

● 如何引起的？

发生胃下垂的主要原因是胃肠道平滑肌的张力和蠕动力低下。同时，腹壁肌肉软弱，不能保持腹内压力将内脏支持在正常位置。此外，明显消瘦、腹内脂肪过少也可以引起内脏下垂。久之，胃和横膈之间及周围脏器之间的韧带逐渐被拉松、拉长，使胃下垂进一步加重。而这些原因又与缺少体育运动或体力活动，造成全身肌肉软弱有关，也与长期患病或病后健康水平下降以及分娩后或腹部手术后腹壁肌肉功能恢复不良等有关。

● 有哪些表现？

X线检查可发现，胃下垂的胃小弯弧线最低点下降到髂棘连线以下，胃的下缘下达盆腔。

本病多发于中老年人，一般以体型瘦长者较易发病。其主要表现为胃脘及腹部胀满或疼痛，食后腹胀，平卧得减，嗳气、泛恶，兼见食欲缺乏、便秘或腹泻等。缓解期往往症状不明显，只是在流质饮食后有饱胀感和沉重感。

X线钡餐透视胃小弯弧线最低点在髂嵴水平以下，胃的下缘下降到盆腔。

可做腹部B超等检查以确诊。

● 如何做好防护？

保持乐观情绪，注意心理调节。

切勿暴饮暴食，宜少吃多餐。戒烟酒，禁肥甘、辛辣刺激之品，宜进食易消化、营养丰富的食品；避免进食生冷酸辣等刺激性食物。

加强体育锻炼，增强体质。可做有助于增强腹肌的体操运动，做法如下：仰卧，臀下垫一个30厘米厚的软物，做局部腹肌运动，腹肌收缩然后放松，重复进行 100 次；屈腿腹肌运动，两腿以髋为轴，屈膝向头部收起，臀部保持在软物上，连做 50 次；屈膝轮动，如踩自行车动作，幅度尽量大，连做 100 次；抬臀起背运动，臀部和背尽量抬高，两脚不移动，每次上抬至最高点保持 3 秒后再还原，连做 50 次。

4. 肠道应激综合征

● 有哪些表现？

肠道应激综合征是最常见的一种肠道功能性疾病，特点是肠道并无结构上的缺陷，但对刺激的生理反应有过度或反常的表现。

本病的主要表现是腹痛、便秘、腹泻或便秘与腹泻交替出现，有时粪中有黏液，常伴随腹部胀满、厌食、嗳气、呃逆、恶心、心悸、乏力、多汗、失眠及头痛等。

● 饮食要注意什么？

饮食中要注意：避免诱发因素，减少对消化道的不良刺激，避免食物过敏反应，少摄入能在消化道内产气的食品；应避免过分辛辣、甘、酸、粗糙等刺激性食物；饮食选用易消化、少脂肪的食品，禁食刺激性、敏感性食品。对便秘、腹胀者，可适当多吃些富含纤维素且不易产气的食物。以腹泻为主的患者，应少吃含粗纤维的食品。对有过敏史者，应避免摄入可能引起过敏的食物。对疑有乳糖不耐受者，应避免摄入大量牛奶及牛奶制品。宜细嚼慢咽，戒烟，少饮碳酸饮料。

● 如何进行精神调节？

应激性肠道综合征(IBS)的防治，心理疏导十分重要，精神状态与肠道症状密切相关。患者应当明确没有器质性疾病。有规律的体力活动有助于减轻应激反应，并有利于肠道的恢复，特别是便秘的患者。应解除患者疑虑的心态，使其消除恐惧，提高战胜疾病的信心。

5. 便 秘

● 如何辨识？

便秘是临床上常见的复杂症状，而不是一种疾病，主要是指排便次数减少、粪便量减少、粪便干结及排便费力等。上述症状同时存在 2 种以上时，可诊断为症状性便秘。便秘通常以排便频率减少为主，一般每2~3天或更长时间排便一次（或每周<3次）即为便秘。对一组健康人调查结果表明，排便习惯多为每日1~2次或1~2日1次（60%），粪便多成型或为软便；少数健康人的排便次数可达1日3次（30%）或3天1次（10%），粪便半成型或呈腊肠样硬便。因此，必须结合粪便的性状、本人平时排便习惯和排便有无困难，作出有无便秘的判断。如症状持续6个月以上即为慢性便秘。

● 引起便秘的原因是什么？

引起便秘的原因很多，也很复杂。便秘可分为急性便秘与慢性便秘两类。急性便秘由肠梗阻、肠麻痹、急性腹膜炎等急性疾病引起；慢性便秘病因较复杂，一般可无明显症状。按发病部位，便秘可分为结肠性便秘和直肠性便秘两种。

结肠性便秘：由于结肠内外的机械性梗阻引起的便秘称为机械性便秘；由于结肠蠕动功能减弱或丧失引起的便秘称为无力性便秘；由于肠平滑肌痉挛引起的便秘称为痉挛性便秘。

直肠性便秘：由于直肠黏膜感受器敏感性减弱导致粪块在直肠堆积引起的便秘，见于直肠癌、肛周疾病等。习惯性便秘多见于中老年和经产妇女。

● 会产生什么后果？

便秘是以排便间隔时间延长、大便干结难解为主要临床表现的病症。

便秘的症状包括：排便时间延长，3天以上1次，粪便干燥坚硬；或大便软，但排便乏力、不畅；重者大便艰难，干燥如栗，可伴有少腹胀急、神倦乏力、胃纳减退等症。

习惯性便秘还可以诱发脑卒中、气胸、心绞痛、心肌梗死及老年性疝气等疾病，同时由于粪便在肠内滞留过久，有毒物质刺激肠黏膜，还有可能导致肠癌的发生。

● 如何做好防护？

心理上的紧张可导致便秘，故宜放松精神，保持情绪稳定，及时消除忧思郁怒等情绪。

饮食有节，多食清淡食物，如新鲜蔬菜等；戒除不良嗜好，勿偏食辛辣厚味食物，忌饮酒无度。

进行适当的体力活动，加强体育锻炼，比如仰卧屈腿、深蹲起立、骑自行车等都能加强腹部的运动，促进胃肠蠕动，有助于排便。

每晚睡前按摩腹部。养成定时排大便的习惯。

老年患者及产后、病后者宜用坐式便器，避免临厕时因久蹲努挣而导致虚脱等意外。

保持心情舒畅，生活要有规律。

●怎样进行按摩？

吃得太撑，人们会下意识地揉揉肚子来缓解腹部不适。实际上，揉肚子在中医上也是一种按摩的手法。常揉肚子，不仅能增加胃肠蠕动、强健脾胃，还能疏通经络、调和气血。揉肚子主要是按摩人体肚脐周围和肚子上的穴位，加快腹部血液循环以促进胃肠道平滑肌的收缩，使腹内蠕动加强。

中医有"顺时针按摩为泻，逆时针按摩为补"的说法，这样的区分只是针对便秘、肥胖等病症。顺着肠蠕动的方向顺时针按摩可以缓解便秘。需要注意的是按摩不宜在饭后马上进行，可在饭后半小时进行。刚做完手术者、月经期间妇女、孕妇以及腹部突然剧烈疼痛者，不适宜自己按摩腹部。

●如何调理饮食？

饮食中必须有适量的纤维素；每天要吃一定量的蔬菜与水果，早晚空腹吃1个苹果或每餐前吃1~3个香蕉；主食不要过于精细，要适当吃些粗粮。

晨起空腹饮一杯淡盐水或蜂蜜水，配合腹部按摩或转腰，让水在肠胃振动，加强通便作用。全天都应多饮凉开水以助润肠通便。

6.胆囊炎

●如何识别？

胆囊炎是指胆囊的炎症病变，有急性与慢性之分。根据临床表现，慢性胆囊炎又可以分为结石性慢性胆囊炎和非结石性慢性胆囊炎。

（1）急性胆囊炎。不少急性胆囊炎患者在进油腻晚餐后半夜发病。这是因为高脂饮食能使胆囊加强收缩，而平卧又易使小胆石滑入并嵌顿胆囊管。主要表现为右上腹持续性疼痛、阵发性加剧，可向右肩背放射；常伴发热、恶心、呕吐，但少见寒战，黄疸轻。腹部检查发现右上腹饱满，胆囊区腹肌紧张、明显压痛、反跳痛。

（2）慢性胆囊炎。慢性胆囊炎的症状、体征不典型，多数表现为胆源性消化不良，厌油腻食物，上腹部闷胀、嗳气及胃灼热感等，与溃疡或慢性阑尾炎近似；有时因结石梗阻胆囊管，可呈急性发作，但若结石移动，梗阻解除，即迅速好转。体检：胆囊区可有轻度压痛或叩击痛；若胆囊积水较多，常能扪及圆形、光滑的囊性肿块。

● 如何做好饮食保健？

饮食保健应做到以下几点：

少食高脂肪类食物。猪肉、牛肉、羊肉、奶油、黄油、油炸食物(特别是荷包蛋)、动物内脏、鱼子以及多油糕点等，均属于高脂肪类食物，胆囊炎患者应尽可能少吃此类食物。因为这些食物可刺激胆囊收缩，分泌大量的胆汁，从而引起胆囊炎的急性发作。因此，为了减轻有病胆囊的负担，合理的饮食安排是非常重要的。

适当摄取优质蛋白质。如果一个人长期不吃动物性食物，那么人体难免会不同程度地缺乏蛋白质和其他营养物质而发生营养不良，以致抵抗力下降，容易患病，更不利于胆囊炎患者的康复。因此，适当摄取优质蛋白质是完全有必要的。瘦肉、鸡鸭肉、鱼肉、蛋类及豆制品等均含有丰富的优质蛋白质。

补充能量。生命的延续和新陈代谢需要大量的能量，而人类食用的米饭、面及水果等均含有大量的能量。对于胆囊炎患者来说，以上食物均不受限制，可按需进食，以满足机体新陈代谢的需要。

忌食刺激性食物。胆囊炎患者在饮食上不仅要注意食物细软、易于消化、少食多餐，更要忌食辛辣、酒等刺激性食物，以减少或避免对胆囊的刺激。总之，胆囊炎患者的饮食安排不仅适用于急性发作时，而且在静止期或恢复期也应如此，以防复发。

● 是否需要手术？

急性胆囊炎的治疗一般分为药物疗法和手术疗法。在病变早期如急性水肿型胆囊炎，宜首先采用中西医结合药物进行治疗，绝大多数患者的症状可以缓解。即在使用中药的同时，给予解痉止痛的西药，并适当使用抗生素。如病情不能控制，发展到急性化脓性胆囊炎，则应做好外科手术的准备。在药物治疗不能控制病情发展时，应及时改用手术疗法切除胆囊。

慢性胆囊炎的治疗：非胆石性慢性胆囊炎可能通过饮食的节制及内科治疗而维持不发病，但疗效并不可靠；已伴有结石者急性发作的机会更多，且可引起一系列严重并发症。故本病不论是否伴有结石，最佳的疗法是手术，而最好的手术方法是胆囊切除，只有切除胆囊，才能根本去除感染病灶，防止一切并发症。但症状轻微或长期未曾发作的患者，特别是年老并有其他严重器质性病变者，不宜随便作剖腹手术，以防因手术带来更为严重的并发症和后果。

● 如何做好精神调养？

胆囊炎的主要病理改变之一是肝气郁滞。肝气郁滞，疏泄失常，则患者的情志活动常处于郁闷状态。情志得不到发泄，极易被一些小事影响而闷闷不乐，喜欢生闷气。正因为患者容易出现情志变化，所以可利用"以情胜情"的方法进行调节，以达到早日康复的目的。情志关系的一般规律是：怒胜思，喜胜忧，思胜恐，悲胜怒，恐胜喜。其实，情志之间的相互制约关系非常复杂，一种情志活动可对几种情志活动有制约的作用，而同时又可被几种情志活动所制约。例如，恐对于喜、怒、忧、思都有制约作用。因此，在具体运用"以情胜情"方法时，应根据患者病情具体分析后进行。根据情志相胜的原则，胆囊炎患者可以尝试使用"悲胜怒"的方法来调节和改善容易发怒的精神状态。当然，在实际运用中，也可能没有任何悲伤的事情发生，因而无法运用"悲胜怒"的方法，此时就需要不拘泥于一种模式了。常言道："人逢喜事精神爽。"由于喜对悲、忧、思、恐、怒都有制约作用，所以利用喜来制约怒气。怒火也可以被其他情绪制约。因此，在心理调养方面，应保持乐观的情绪和健康的心理，克服多愁善感、急躁易怒等不良心态，以利于疾病的康复。

● 如何进行运动锻炼？

一般来说，急性胆囊炎患者不适宜运动；而慢性胆囊炎患者能否参加运动量较大的锻炼，这主要取决于患者全身情况的好坏以及病情的轻重程度。一般来说，经常发作的慢性胆囊炎患者不宜参加大运动量锻炼。因为反复发作的慢性胆囊炎常可导致以下两种病理改变：①胆囊壁纤维化；②合并胆石症。这两种改变都可使胆囊对胆汁的浓缩功能减退，从而影响人体对脂肪及类脂质的乳化和吸收。加上反复发作的慢性胆囊炎较难治愈，一旦饮食不注意，多吃了些脂类食品，就易引起旧病复发。但慢性胆囊炎患者可进行一些适量的体育活动，如太极拳、保健操等，可有助于增强胆囊肌肉的收缩力，防止胆汁在胆囊内滞留，有利于炎症的控制和康复。

7.胆石症

● 如何辨识？

胆石症指发生于胆管、胆囊内的结石所引起的临床症状。胆石症的临床表现与结石部位、胆管情况有关。胆石症与胆囊炎两者常互为因果，且大多数与慢性胆囊炎同时存在。结石较大的胆石症表现为右上腹闷胀不适或慢性胆囊炎症状；结石较小的胆石症则可能在饱餐或油腻饮食后胆囊收缩，或在夜间平卧时结石移动阻塞胆囊管引起胆绞痛和急性胆囊炎发作。结石引起的胆绞痛的特点是突然发作，绞痛剧烈，结石可能随体位变动而移位并排入胆总管，若梗阻解除，则绞痛也随之缓解。胆石症在中医属于胁痛、腹痛、胆胀、黄疸等范畴，因情志抑郁、饮食不节，引起肝胆气郁、气血郁滞不通所致。因此，在日常生活中需进行必要的调养，从而减少或避免胆石症的发作。

● 有哪些表现？

胆石症是指在胆管系统(包括胆囊和胆管)的任何部位发生结石的疾病。其主要临床症状为腹痛(胀痛、绞痛或剧痛)、恶心、呕吐、畏寒、发热及黄疸等。结石的种类和成分不完全相同，临床表现取决于结石是否引起胆管感染、胆管梗阻，以及梗阻的部位和程度。胆石症是世界范围的常见病，在我国也不例外。在自然人群中，胆石症的发病率达 10% 左右，且以女性患者多见，尤其多见于较肥胖的女性，男女之比约为 1∶2。

胆管结石又分为胆总管结石、肝总管结石及肝内胆管结石。

胆石症一般无症状，但进食油腻食物后，引起胆囊的强烈收缩，如有胆管阻塞，可表现为剧烈胆绞痛，腹部B超常可确诊。慢性胆囊炎则是急性胆囊炎的后遗症，通常与胆囊结石同时存在。

● 如何做好起居保养？

胆石症患者要避免过度劳累和精神紧张，要改变静坐生活方式，避免长时间以坐姿从事工作，要多走动、多运动。保证充足睡眠，保持大便通畅。若有便秘症状，须积极治疗。六腑以通为用，肝胆湿热，大便秘结时症状加重，因此保持大便畅通很重要。不可穿着束紧胸腹的紧身衣物。要时刻关心冷暖，尤其在寒冷季节，更应注意保暖。增强内脏功能，防止胆汁淤积。值得一提的是，胆囊位于人体右侧肝脏下面，像一个小酒瓶，瓶口朝左，瓶底在右，睡眠时采取左侧卧位时，"瓶口"朝下，"瓶底"在上，这样胆囊结石在重力作用下容易落入"瓶颈部"而引发胆绞痛。所以胆结石患者应避免左侧卧位，而改为右侧卧位和平卧位。尤其右侧卧时，全身特别是四肢肌肉呈最松弛状态，肝脏位于右侧，心脏位于左侧，右侧卧位可增加肝脏血液供应，减轻肺和胆囊对心脏的压迫。此外，胆结石患者要慎服化学药物，因为有些药物使胆结石易于发生，如口服避孕药、雌激素、氯贝丁酯(安妥明)及噻嗪类利尿剂等。

● 如何运动锻炼？

胆石症患者在运动中要注意避免挤压腹部，以免胆汁分泌受到阻碍；不宜长时间做上体前倾的姿势，这不利于胆汁排泄。另外，高尔夫球、棒球、马拉松长跑等长时间摇动身体的项目容易使结石移动，引起疼痛发作，故胆结石患者应注意避免，尤其是刚发作后不久的患者。运动时，最好穿全套的运动服，妇女应避免穿紧身衣，以免影响血液循环，尤其增加腹压而不利于胆汁排泄，以致在运动中诱发疼痛。不要在崎岖的道路上作长时间的乘车旅行，以免颠簸引起胆绞痛和并发胆囊炎。

● 如何做好饮食保健？

要养成良好的饮食习惯，生活要有规律，做到一日三餐，均衡饮食，使胆汁分泌保持正常，平时多饮水，不使胆汁过分浓缩。

饮食宜清淡，以少渣、容易消化的饮食为主。避免进食能够引起腹部胀气的食物与浓烈的调味品，以防胆囊的剧烈收缩而造成急性发作。

食用油应以植物油为主，因植物油有一定的利胆作用。

膳食中，食物宜采用蒸、煮、炖的方法，忌食过多的油炸、生冷或刺激性大的食品。

由于胆结石的形成与体内胆固醇含量过高有关，所以对动物内脏、鱼子、蛋黄及肥肉等应严加控制和约束。

平时宜多吃些富含维生素的水果和蔬菜。姜类有促进胆固醇代谢的作用，可以常吃。

适量限制糖类和含糖量高的食物摄入，以利于减少脂肪的合成。

● 是否需要手术？

胆石症的治疗目的在于缓解症状，减少复发，消除结石，避免并发症的发生。急性发作期宜先行非手术治疗，待症状控制后，进一步检查以明确诊断，如病情严重、非手术治疗无效，应及时进行手术治疗。

急性发作时，应卧床休息、禁食、输液，使用抗生素，用阿托品、哌替啶(度冷丁)或针灸止痛。酌情使用利胆药物，如胆舒胶囊、胆石清片和曲匹布通(舒胆通片)等，同时使用消炎排石中药。并可用体外碎石机碎石排石。

常用茶和山楂冲泡饮用，有防治胆石症的作用；也可用金钱草30克、马蹄金30克、玉米须30克，水煎饮服。

适当增加运动，可防止胆汁在胆管内运行缓慢或滞留而诱生结石。

保持乐观情绪，使机体新陈代谢正常有序，各脏器功能正常发挥，对预防胆结石极为有利。

8.脂肪肝

● 如何辨识？

脂肪肝是指各种原因引起的肝细胞内脂肪堆积过多的病变。脂肪肝正严重威胁广大民众的健康，成为仅次于病毒性肝炎的第二大肝病，已被公认为隐蔽性肝硬化的常见原因。

脂肪肝是一种常见的临床现象，而非一种独立的疾病。轻者无症状，重者病情凶猛。一般而言，脂肪肝属可逆性疾病，早期诊断并及时治疗常可恢复正常。正常人的肝内总脂肪量约占肝重的5%，内含磷脂、甘油三酯、脂肪酸、胆固醇及胆固醇酯。肝内总脂肪量超过5%为轻度脂肪肝；超过10%为中度脂肪肝；超过25%为重度脂肪肝。当肝内总脂肪量超过30%时，用B超才能检查出来，经B超检查可确诊为脂肪肝。

● 有哪些表现？

脂肪肝的病因有酗酒、肥胖、糖尿病、妊娠、肝炎、药物(如皮质激素)或毒物损伤肝脏等。饮食中脂肪过多、运动过少也是使脂肪肝发病率上升的原因。

脂肪肝的临床表现多样，轻度脂肪肝多无临床症状，易被忽视。中度脂肪肝有类似慢性肝炎的表现，多为疲乏、食欲缺乏、右季肋痛、恶心、腹胀等肝功能障碍症状。可伴腹痛，主要是右上腹痛，偶尔中上腹痛，伴压痛，严重时有反跳痛、发热、白细胞计数增高，似急腹症的表现。重症脂肪肝可合并门静脉高压症和消化道出血。同时由于维生素缺乏还可伴有贫血、舌炎、外周神经炎以及神经系统症状，可以有腹水和下肢水肿，其他还可有蜘蛛痣、男性乳房发育、睾丸萎缩、阳痿，女子有闭经、不孕等。

● 如何起居调养？

生活习惯不良是引起肥胖及血脂过高的重要原因，因此，养成良好、有规律的生活习惯对预防脂肪肝有重要意义。

首先，要合理安排工作与休息。如正常起居，吃饭、睡眠、学习、休息、工作、活动都有一定规律，按部就班，养成习惯，适当进行户外活动，如轻微的劳动、散步、练太极拳等。不宜长时间坐着或躺着看书、看电视。

其次，要有充足的睡眠。休息能减少机体体力的消耗，而且能减少活动后的糖原分解、蛋白质分解及乳酸的产生，减轻肝脏的生理负担。因为卧床休息可以增加肝脏的血流量，使肝脏得到更多的血液、氧气及营养的供给。据日本学者观察，肝脏的血流量在立位时比卧位时减少40%，在立位伴有运动时比卧位时减少80%~85%。肝血流量减少，可直接影响肝脏的营养及氧气的供给。但过分强调卧床休息与睡眠也不利于机体的新陈代谢。久卧会造成新陈代谢下降，营养障碍，气血不畅，筋脉不舒。所谓"久卧伤气"就是这个道理。

此外，要保持大便通畅。肝脏是解毒器官，具有重要的解毒功能，即体内代谢产生的毒性物质(如氨、胆红素、某些激素)以及服用的某些药物、酒精等都要经过肝脏处理，变成无毒、微毒或易于溶解的物质，最终从尿或大便中排出体外。同时，一切在胃肠道内消化吸收的物质都要经过门静脉运送至肝脏加工。很多食物和药品在肠内腐败、发酵常产生有毒物质。因此，预防脂肪肝必须保持大便通畅，防止习惯性便秘，以利于毒性物质从体内排出，减轻肝脏的负担。保持大便通畅，就应尽量多吃含纤维素较多的食物，吃洗净的水果、蔬菜，同时补充充足的水分。另外，要养成定时排便的习惯，以早上为宜。在晨间起床前，用手掌从上腹部向下腹部推拿10次，从左右肋缘分别向左右下腹部按摩10次，均会使排便更容易。

● 如何做好精神调养？

预防脂肪肝要保持精神乐观、情绪稳定。尤其是随着社会经济活动的日益频繁和现代生活节奏的不断加快，社会各阶层越来越广泛的人群已明显地感觉或体会到了沉重的精神压力，有些人常因工作压力大而导致内分泌紊乱，造成脂质代谢障碍，出现脂肪肝的情况。因而，在日常生活中要缓解和消除精神压力。

多听音乐：轻快、舒畅的音乐不仅能给人以美的熏陶和享受，而且还能使人的精神得到有效放松。因此，人们在紧张的工作和学习之余，不妨多听听音乐，让优美的乐曲来化解精神的疲惫。

健康的开怀大笑：是消除精神压力的最佳方法之一，同时也是一种愉快的发泄方式。为此，人们不妨遗忧忘虑，笑口常开。

出门旅游：也不失为一种好方法，但应多选择远离城市喧嚣的原野和乡村，因为人与自然的关系远比人与城市的关系亲近得多。

注意生活节奏：沉着、冷静地处理各种纷繁复杂的事情，勇敢地面对现实，经常找朋友聊聊天。

● 如何运动锻炼？

加强运动是预防脂肪肝的最佳方法之一。运动项目以有氧运动为好，以锻炼全身体力和耐力为目标的全身性低强度动态运动，比如慢跑、中快速步行(115~125 步/分钟)、骑自行车、上下楼梯、爬坡、打羽毛球、踢毽子、拍皮球、跳舞、做广播体操、跳绳和游泳等，这类运动对脂肪肝患者有较好的降脂减肥和促进肝内脂肪消退作用。每周至少隔日进行 30 分钟有氧运动。如果体重过重，就要减重至理想体重。应根据运动后劳累程度和心率(脉搏)选择适当的运动量和运动强度，以运动时脉搏为 100~160 次/分钟(以 170 次/分钟减去实际年龄)，持续二三十分钟，运动后疲劳感于一二十分钟内消失为宜。锻炼时间最好选择在下午或晚上；散步的最佳时间是晚饭后 45 分钟，此时热量消耗最大，减肥的效果也最好。

● 如何做好按摩？

(1) 腹部按摩。腹部按摩的姿势不拘，闭目或开目均可，全身放松入静；然后两掌对搓发热，左掌在下、右掌在上重叠按于肚脐，稍用力顺时针方向揉按(带动掌下皮肉同时转动)，做 36~108 圈；再换右掌在下、左掌在上重叠按于肚脐，稍用力逆时针方向揉按(带动掌下皮肉同时转动)，做 36~108 圈。

(2) 穴位按摩。主要按摩以下几个穴位。

按摩足三里穴：足三里穴位于小腿前外侧，在犊鼻穴下 3 寸，距胫骨前缘一横指(中指)处。足三里穴的作用非常广泛，长期按摩足三里穴，还可以降低血脂、血液黏度，预防血管硬化，预防中风发生。每日每侧按揉30~50次，酸胀为度。持之以恒，对于防治脂肪肝有极大的益处。

按摩阳陵泉穴：阳陵泉穴在小腿外侧，在腓骨头前下方凹陷处。现在的中医学家之所以将阳陵泉穴列为脂肪肝治疗的要穴，亦与其主治有关。如《灵枢·邪气藏府病形篇》："胆病者，在足少阳之本末，亦视其脉三陷下者灸之，其寒热者，取阳陵泉。"此是治疗胆腑病症，而这些症状与现在的脂肪肝临床症状多有相同。另外，由于中医理论有肝胆相表里的说法，所以阳陵泉穴在临床上就被当做脂肪肝治疗的要穴，效果明显。

按摩肝俞穴：俯卧位，在第九胸椎棘突下，脊柱（督脉）旁开1.5寸处取穴。中医理论认为，脏腑有病时，其相应背俞穴往往出现异常反应，如敏感、压痛等。按摩这些穴位，又能治疗其相应脏腑的病变。肝俞穴是肝脏在背部的反应点，刺激此穴有利于脂肪肝的防治。

（3）足穴按摩理肝气。足掌部位有人体各内脏器官的体表反射区（穴位）。肝胆反射区在足掌第四、五跖关节部肌束隆起的稍后方，如拇指腹大小的范围。肝胆病者，此处有明显压痛，患者可以压痛处为穴。取坐位，全身自然放松，开目，意守肝穴3~5分钟；然后以左手拇指按于肝穴，另小指置于足背，与拇指相对，用力点压36~108下；稍等一会儿，以同样手法揉按左右肝穴，顺、逆时针方向各36~108圈；最后，以手掌稍用力拍打左右足心各36下。不论点压、揉按都要用力，但不是拙力，要有弹性，一紧一松，发力时肝穴有酸痛感，松时有胀感。若指力不够，可稍事休息或松握拳以第二指关节突代替拇指即可。

● 如何做好饮食调养？

少吃高糖及高脂肪食物，以高蛋白低糖及低脂肪为原则，要戒酒，规划长期良好的饮食习惯。同时要注意以下几点。

吃荤食后不可立即饮茶：一些人吃完肉、蛋、鱼等高蛋白、高脂肪的荤食后，为去油腻，习惯立即喝茶，有些人还喜欢喝浓茶。这种做法是不对的，不符合科学道理。茶叶中含有大量鞣酸，能与蛋白质合成具有吸敛性的靶酸蛋白质，使肠蠕动减慢，容易造成便秘，并且增加了有毒物质和致癌物质对肝脏的毒害作用，容易引起脂肪肝。

多吃维生素：肝脏与维生素的代谢也有关系。很多维生素通过肝脏的代谢作用才转化成对人体有用的物质。

多食醋：人们在日常生活中做一些美味佳肴，往往离不开醋。比如做鱼时加些醋，可以去掉鱼腥味；在肉中加些醋再蒸煮，可以使肉较易煮熟；有些食物加了醋之后，不仅可以增加其色香味，还有利于消化吸收；炖排骨汤时，加点醋可以使骨头中的钙、磷等物质溶出，有利于人体充分吸收；夏天吃凉拌菜加些醋可以杀菌。中医认为，酸能入肝，有降低转氨酶的作用。

多吃可降低血脂的食物：如燕麦、玉米、海带、牛奶、大蒜、洋葱及甘薯等。

● 哪些食物有助于康复？

燕麦：含极丰富的亚油酸和皂苷素，可降低血清胆固酸、甘油三酯水平。

玉米：含丰富的钙、硒、卵磷脂、维生素E等，具有降低血清胆固醇的作用。

海带：含丰富的牛磺酸，可降低血及胆汁中的胆固醇；食物纤维褐藻酸可以抑制胆固醇的吸收，促进其排泄。

大蒜：含硫化物的混合物，可减少血中胆固醇，阻止血栓形成，有助于增加高密度脂蛋白含量。

苹果：含有丰富的钾，可排出体内多余的钾盐，维持正常的血压。

牛奶：因含有较多的钙质，能抑制人体内胆固醇合成酶的活性，可减少人体内胆固醇的吸收。

洋葱：所含的烯丙二硫化物和硫氨基酸不仅具有杀菌功能，还可降低血脂，防止动脉硬化；可激活纤维蛋白的活性成分，能有效地防止血管内血栓的形成；前列腺素A对人体也有较好的降压作用。

甘薯：能中和体内因过多食用肉食和蛋类所产生的过多的酸，保持人体酸碱平衡；含有较多的纤维素，能吸收胃肠道中较多的水分，润滑消化道，起通便作用，并可将肠道内过多的脂肪、糖、毒素排出体外，起到降脂作用。

此外，胡萝卜、花生、葵花子、山楂及无花果等也可以起到降脂作用，不妨经常选食。

9.慢性肝炎

● 如何辨识？

急性肝炎(乙型或丙型)迁延不愈，病程超过半年，即称为慢性肝炎。

有的乙型肝炎起病隐袭，待临床发现时已发展成慢性肝炎。根据其症状、体征及肝脏的病理改变，慢性肝炎可分为慢性迁延性肝炎和慢性活动性肝炎。

慢性迁延性肝炎：患者的症状、体征及肝功能改变均不严重。常见症状为乏力，食欲缺乏，肝区轻微疼痛，偶尔出现黄疸，肝脏轻度肿大，质地可中等硬，轻微压痛。少数患者可有脾大。ALT升高或反复升高，其他肝功能检测及蛋白代谢大致正常。其主要病理变化特点为汇管区的细胞浸润，浸润细胞以淋巴细胞、组织细胞为主，中性粒细胞很少。肝实质内可见少量肝细胞变性或点状坏死。但肝小叶完整，没有肝细胞再生结节形成，因而不发展成肝硬化，一般预后良好。

慢性活动性肝炎：临床症状较重，病程经过以病情反复加剧为特征。乏力、厌食、腹胀、肝区痛等症状明显，中等度黄疸，肝大，脾脏常可触及，肝病面容，有蜘蛛痣及肝掌。并有肝外系统表现，如关节炎、脉管炎、皮疹、ALT持续或反复升高，蛋白代谢异常，白／球蛋白倒置，白细胞及血小板减少，并可有贫血。其病理特征为汇管区的慢性炎性细胞浸润及其向周围肝实质内侵入发展，破坏肝小叶界板，肝细胞变性坏死和小叶内间隔形成，随后逐渐出现肝细胞再生结节，病变逐渐向肝硬化转化。一般认为慢性活动性肝炎容易导致肝硬化。

● 怎样进行起居调养？

过度疲劳容易使急性肝炎演变为慢性肝炎。有研究者观察了63例在急性期仍进行较强体力活动的无黄疸型肝炎患者，结果23例(36%)发展成了慢性迁延性肝炎，其比例要比一般患者大得多(一般患者大约只有10%～15%演变为慢性肝炎)。所以，急性肝炎患者应该很好地卧床休息，这也是为了防止急性肝炎转为慢性肝炎。卧床休息不仅能减少体力和热量的消耗，还可以减轻因活动后糖原过多分解、蛋白质分解及乳酸形成而增加的肝脏负担。且卧床时肝血流量明显增加，提高了对肝脏的供氧和营养，有利于肝组织损伤的修复。然而，不能过分强调卧床休息。若活动太少又营养过度，可使体重持续增加，则有可能形成脂肪肝。对于那些感觉良好或经过一段时间治疗后病情好转者，可适当下床活动，不宜长时间看书或电视。注意个人卫生，一是防止将病毒传染给他人；二是防止肝炎的交叉重叠感染。康复后要在半年内避免重体力劳动或剧烈活动，以防复发或转为慢性肝炎。

● 怎样进行饮食调养？

原则上，饮食调养应以适口、清淡、新鲜且易消化的食物为佳，保证供给一定量的优质蛋白质、适量脂肪、碳水化合物和热能，同时辅以足量的维生素。多食菌菇类食品。香菇、蘑菇、冬菇和黑木耳等菌菇类食品不仅味道鲜美，而且所含的蛋白质也比一般蔬菜高，人体必需氨基酸的比例适宜，还含有多种微量元素。急性肝炎患者多食蔬菜、水果，以补充足够的维生素和纤维素，也助于促进消化。肝脏功能减退时，常常影响脂肪代谢，所以很多患者合并有肝炎后脂肪肝。因此，饮食要低脂肪、低糖（过多的糖进入人体内易转化为脂肪）及高蛋白。高蛋白饮食要包括植物蛋白质和动物蛋白质，如豆制品、牛肉、鸡肉、鱼肉等。动物蛋白质和植物蛋白质要各半搭配。摄入的蛋白质在消化后被分解为氨基酸才能吸收，然后在肝脏内制造成人类最重要的肌肉和血液成分的蛋白质。人体有8种自身不能制造的氨基酸，一定要由外源供给。动物蛋白质和植物蛋白质搭配、均衡供给，可弥补各自的不足，明显提高蛋白质的利用率。适量的植物蛋白质能抑制动物性脂肪量，减低对动脉硬化的影响，保证必需氨基酸的充分吸收利用。挑食对肝病康复是不利的。此外，食量要适当，肝病时消化功能减弱，进食过饱常导致消化不良，同时加重肝脏负担。因此，吃饭最好八成饱，暴饮暴食对肝脏、胃肠道功能都不利。

● 如何进行精神调养？

慢性肝炎患者的情绪常会不同程度地受到影响。如一些隐匿型慢性肝病患者通过体检发现肝功能不正常后，本来并无明显症状的会突然出现肝区隐痛不适、乏力等症状，或者可使本来已有的症状加重。心理承受能力差的人甚至手持报告单，一看到异常的化验结果，即感到腿软心慌、头晕眼花。另一方面，当肝功能正常后，顿觉神清气爽，种种不适主诉豁然冰释。此外，患者的情绪甚至对药物治疗效果也可产生明显的影响。因此，保持心情愉快有利于病情的稳定和康复。若治疗过程中与人争吵、动怒生气、情绪波动，则症状和肝功能状态均可产生波动和反复，不利于病情的恢复。

"怒则伤肝"，情绪抑郁、忧思恼怒、焦虑不安等不良情绪对慢性肝炎的康复十分不利。本病患者多情志失常，易于激动，稍受刺激即发怒，所以达理怡情和忍耐谦让尤为重要。所谓达理怡情，即遇恼怒之事首先为自己的身心健康着想，不以情乱理、因小失大，善于用理智克制感情，缓和过激情绪。所谓忍耐谦让，即待人以宽，这样有利于平肝降逆，调气养血。

● 如何进行运动锻炼？

慢性肝炎期因为肝功能发生障碍，血中胆碱酯酶水平下降，引起神经、肌肉生理功能紊乱。糖代谢紊乱延缓了乳酸转为肝糖原的过程，又造成乳酸堆积，因此患者常伴有乏力、精神不振和双下肢酸软沉重等症状。故应根据病情安排患者的运动。在肝炎症状明显期，应以卧床休息为主，有黄疸的患者尤应注意。不做过急运动（如跑步、跳跃等）和较大体力的活动，可做一些舒缓的强身健体的运动（如太极拳、静气功等）。患者一般需要卧床，直到症状和黄疸明显消退（血清胆红素 < 30μmol/L），方可起床活动。起初可在室内散步，以后可随症状减轻、肝功能的改善及体力的恢复，逐渐增加运动范围和时间。运动量的控制，一般认为以运动后不感觉疲劳为度。

运动要根据各自疾病严重程度和自身身体情况来定。对于正处于乙肝活动期且各项指标都较严重的患者来说，散步要慢，距离与时间要严格控制，待肝功能恢复正常后，再逐步加大运动量，但一定要循序渐进，不能操之过急，否则适得其反。

10.肝硬化

● 如何辨识？

肝硬化是一种慢性的、进行性的、具有广泛肝细胞损害以及纤维组织增生的疾病。临床表现为以肝、脾大为主，有的则有腹水。引起肝硬化的原因有很多。在我国，肝硬化主要由病毒性肝炎所致，尤其是慢性肝炎，其次还有血吸虫病、酒精中毒、药物或工业毒物、循环障碍、胆汁淤积、代谢紊乱。值得一提的是，中药引起的药物性肝炎近年来不断出现。有许多人认为中药无毒，多吃无害。其实，中药方剂中成分繁多复杂，目前医学上没能很好地阐述清楚其毒副作用。临床上，有一些患者在服用中药进行"转阴"治疗后，肝功能在短期内恶化。为此，提醒广大肝病患者，中药也是药，吃得不恰当也可能吃出问题。因此，中药也必须在中医指导下服用，盲目服用没有经过严格辨证的药方、偏方很可能导致严重后果。对于长期饮酒造成的肝硬化，必须停止饮酒，才能使肝功能获得改善。如果不戒酒，任何治疗措施都不能阻止病情的发展，而最终导致肝硬化。

● 如何进行起居调养？

肝硬化代偿功能减退，并发腹水或感染时，应绝对卧床休息。在代偿功能充沛、病情稳定期可做些轻松工作或适当活动，进行有益的体育锻炼，如散步、做保健操、打太极拳及练气功等。活动量以不感觉到疲劳为度。生活上，养成有规律的作息习惯。早睡早起，晚上以 21：00~22：00 为最佳睡眠时间，早上以 6：00~7：00 为最佳起床时间。忌熬夜和无规律性的作息。同时，中午在 13：00 左右(即午餐后)稍事休息，午睡时间不要超过 30 分钟。经过适度的午睡，下午将更加精神饱满。对失代偿性肝硬化患者，则需要住院治疗。

● 如何进行饮食调养？

对于肝硬化患者，除注意适当休息与积极配合治疗外，合理的饮食亦十分重要。

(1) 肝硬化使肝脏调节血糖的能力降低，容易出现低血糖。因而患者应适量补充糖。除一日三餐外，还应在餐间补充一些甜糕点，补糖量和糕点一次不宜过多，以 25~50 克为宜。因为一次补充的糖量过多，容易在肝脏中转变为脂肪，导致脂肪肝。

(2) 肝硬化的肝脏损伤较重，肝细胞的再生与修复则需要足量的蛋白质。因此，对肝硬化患者应每天供给 80~100 克蛋白质，其中一半应来自瘦肉、鱼虾、乳类、禽蛋及豆制食品。对血浆蛋白低以致形成腹水的患者，尤应供给高蛋白质饮食。

(3) 多种维生素直接参与肝脏的代谢。因此，肝硬化患者对维生素的摄入应全面且丰富。B 族维生素对促进消化、增进食欲、保护肝脏和防止脂肪肝有重要生理意义。维生素 C 可增加肝细胞的抵抗力，并能促进肝细胞的再生及肝糖原合成，改善新陈代谢，有利尿、解毒、消除黄疸及降低转氨酶等作用。所以肝硬化患者要经常多吃一些新鲜蔬菜和水果，以保证维生素的供给，满足机体的需要。

(4) 肝硬化患者宜低脂肪饮食，如果过多地摄入脂肪类食物，不仅不容易消化吸收，而且过多的脂肪会直接加重病情，尤其是动物性脂肪。为了保证低脂肪饮食，菜肴的烹调方式应以蒸、煮、烩、炖、汆为主，尽量少吃或不吃油炸食品。

(5) 酒、胡椒等辛辣食物对肝脏的刺激和毒害较大，应当禁忌饮用和食用。

（6）肝硬化腹水时，要限制食盐和饮水的摄入量，应在医生指导下吃低盐或无盐食物。

（7）肝硬化患者伴有食管静脉曲张时，饮食应细软、易消化。勿食过热或含粗纤维过多的食物，如芹菜、黄豆芽等。禁吃带骨、刺及一切坚硬的食物，防止刺破食管血管而引起急性大出血。肝硬化患者一般有不同程度的腹胀、食欲缺乏及消化不良等症状。因此，每日所吃食物应尽量多样化，食物烹调要软烂可口、容易消化。

腹水形成的最基本原因是腹腔内液体的产生和吸收之间失去平衡。肝硬化腹水患者由于肝脏门脉压力增高，导致静脉压力升高，加之肝硬化患者伴有低蛋白血症，胶体渗透压降低，使肝淋巴液生成增多，从而使液体漏出，形成腹水。同时，肝硬化患者存在水钠潴留现象。实验证明，限制钠盐的摄入或使用排钠利尿剂，可使腹水消退；增加钠摄入，腹水可再出现。因此，限钠在腹水治疗过程中非常重要。长期限制食盐亦会导致食欲减退，饮食减少。因此，有大量腹水时宜短期限制钠盐摄入，以每天摄入1.3克为宜；症状好转后，以2.2~3.5克/天维持。而对于低钠血症患者，应同时控制入水量，入水量以前一天尿量加500毫升为宜，约750~1000毫升。

● 如何进行精神调养？

肝脏与精神情志的关系非常密切。情绪不佳、精神抑郁、暴怒激动均可影响肝的功能，加速病变的发展。肝硬化患者首先要调养心神，树立战胜疾病的信心，避免情绪激动和悲伤。要解除不良刺激，可以采用宣泄法，如向熟人、亲朋好友理智地讲述自己的心情；也可采用转移法，如外出云游、进行琴棋书画的磋艺，消除不良因素的影响，使身体早日康复。同时，可在居室中多摆放绿色植物，这样做可以改善所处的环境，怡养性情。此外，还可以多听音乐，减轻肝硬化造成的压抑、消极、悲观、抑郁、焦虑不安、失望、对前途没信心等异常心理。悦耳的音乐传入大脑后，对神经系统是一个良好的刺激，而加速体内废物的排除，有助于肝硬化的治疗。

● 如何进行运动锻炼？

早期肝硬化患者除了服药治疗以外，还宜坚持慢跑，因为慢跑是治疗肝硬化的良方。而中晚期肝硬化患者可采用散步运动。散步走路时，每跨一步，脚底所受的冲击大约是体重的1~2倍，仅为跑步的1/3左右，最适宜于肝硬化患者的保健和康复。散步，关键在于一个"散"字。"散"，没有约束。散步，随便走走，像蓝天中轻轻飘动的白云，也像绿树山野缓缓流动的溪水，自然放松，无忧无虑，恬静逍遥，故也有"散心"的说法。把握散步的原则是：走多走少，因人而异；步调快慢，辨病制宜。具体的方法有如下几点。

半卧于床，争取散步：凡需要卧床休息的中晚期肝硬化患者，虽然每天的大部分时间在输液，或自觉周身无力，懒于起床，但也应争取一切可以散步的机会，如在床旁、房间内或走廊里走一走，哪怕几分钟也很有益。

病情反复，适时散步：凡病情时轻时重的肝硬化患者，在病情稍有好转、医生允许活动时，应抓紧时间散步，并根据病情，自己随时调整散步的时间和速度。

阴虚内热，赤脚散步：不少肝硬化患者自觉口干舌燥、心烦易怒，特别是手脚心发热不舒服，这是久病耗伤、阴虚内热所致，应采用赤脚散步的方法，尤以在铺有卵石的路面上散步效果更好。因为通过脚底按摩、穴位刺激，可以起到保肝益阴、舒筋活血的作用。

肝气郁结，结伴散步：肝硬化一般病程较长，很多患者因担心病情恶化而惶惶不安，甚至对能否康复缺乏信心，这种心理状态对治疗极为不利。建议患者每天与家人、亲朋相约结伴，一起散步，通过亲情和友情的交流，别有一番舒肝解郁之效。

腰膝酸软，倒行散步：倒行，即反其道而行之。一般散步是前进，而倒行散步则是一步步往后退。据观察，倒行的优点是较好地让腰椎骨骼、腓肠肌、背阔肌等得到必要的锻炼，能有效地缓解因肝硬化引起的腰膝酸软等症状。

失眠多梦，睡前散步：肝硬化患者不论在早期还是在晚期都会产生睡眠障碍。尤其是早期阶段所引起的苦恼、焦虑、恐惧最容易出现失眠多梦等症状，又因为大多数安眠药要经过肝脏解毒，所以也不敢用安眠药。躺在床上睡不着，越害怕越紧张，无法放松，往往使失眠更加严重。因为"放松"是睡眠的重要前提，那什么办法能让我们的精神、心理和身体放松呢？最好的方法莫过于散步，尤其是睡前在绿树丛中散步，能让你轻松安然入睡。

四、泌尿系统疾病

1. 慢性尿路感染

● 如何识别？

慢性尿路感染是由会阴部及肠道内常见菌种通过上行感染等途径而导致的一种慢性感染性疾病。其常由急性尿路感染迁延不愈所致，可分为慢性肾盂肾炎、慢性膀胱炎和慢性尿道炎三种。其中以前两种为常见，单纯慢性尿道炎少见。

慢性肾盂肾炎：典型者先有急性肾盂肾炎反复发作史，菌尿可为持续性或间歇性，逐渐出现乏力、不规则低热、肾区钝痛、食欲减退、腰腿酸痛及轻度尿频、尿急。至后期出现肾小管浓缩功能障碍，夜尿增多，尿比重低，并可能出现肾小管性酸中毒，晚期出现肾功能不全。非典型者尿路刺激症状不明显，临床呈隐匿经过。

慢性膀胱炎：长期存在尿频、尿急症状，但不如急性膀胱炎严重。尿中有少量或中量白细胞、红细胞，常伴有尿路结石、畸形或其他梗阻因素。部分患者为绝经期后老年妇女，由频发膀胱炎转变为慢性膀胱炎。有些为病因未明的慢性间质性膀胱炎，膀胱黏膜充血，并有浅表溃疡形成。由于膀胱容量缩小，因此，尿充盈时下腹隐痛，并可放射至会阴、直肠窝等处。

● 怎样做好防护？

早发现，早治疗。应该尽量早期发现急性尿路感染，以便及时、正确和彻底治疗，防止转为慢性病变。这是慢性尿路感染最根本性的预防措施，具有十分重要的临床意义。

做好个人卫生。平时应多饮水，每2~3小时排尿一次，这是最有效的预防方法。妇女于月经期、妊娠期和产褥期要特别注意外阴清洁。

做好性保健。与性交有关的尿路感染者应于性生活后立即排尿，并按常用量内服一个剂量的抗生素作预防。

● 如何进行饮食调养？

在药物治疗的同时，如果能配合饮食疗法，可相得益彰。一般情况下，尿路感染患者应该多饮水，勤排尿。每天饮水至少2升，每2~3小时排尿一次，这是最实用且最有效的方法。通过大量尿液的冲洗作用，可以清除部分细菌。坚持杂粮养生法，可经常吃些玉米须茶、小米粥、小米饭或赤豆绿豆薏米粥，且长期服用会有意想不到的功效。

少吃或不吃刺激性食物、热温补阳食物以及酸涩食品，诸如石榴、木瓜、葡萄、桂圆、荔枝、榴莲、芡实、莲子、生姜、葱蒜、胡椒、辣椒、羊肉及狗肉等。

2. 慢性肾炎

● 如何辨识？

慢性肾炎，即慢性肾小球肾炎，是由多种病因引起的具有进行倾向的慢性肾脏炎症。一般情况下，病情迁延不愈一年以上，或者就诊时病情呈缓慢进行性，或已出现肾功能不全表现的患者，均可被列入慢性肾炎诊治范围。

● 有哪些表现？

慢性肾炎以水肿、高血压、蛋白尿、血尿为主证；当肾功能损害时，会出现相应的临床表现，如贫血、营养不良及出血倾向等。

慢性肾炎分为普通型、肾病型、高血压型、慢性肾炎急性发作型等类型。

其起病缓慢，且逐渐加重，最终导致肾功能损害。少数患者以急性肾炎起病，但病情迁延不愈一年以上。

多数有不同程度的水肿，轻者眼睑水肿或间隙出现，重者下肢或全身水肿，可伴有腰酸、疲乏等症状。

少部分患者出现头晕、头痛，多数患者无明显的高血压症状。血压升高呈持续性，以舒张压升高为特点。

尿检以蛋白尿为主要表现，定性从微量至++++，尿沉渣中多数有颗粒管型出现，或伴有血尿，但一般较轻，常为镜下血尿，少数病例在急性发作期可出现肉眼血尿，红细胞形态呈多形性改变。一般无排尿异常，少数出现轻度夜尿增多。

血常规检查多数无显著异常，少数可有轻度贫血；血清补体 C3 正常或偏低；血脂正常或偏高。

● 如何做好防护？

适度运动，增强体质，防止受凉感冒或上呼吸道感染。注意个人卫生，保持皮肤清洁，防止皮肤感染。有扁桃体炎、中耳炎、鼻窦炎、龋齿时应及时诊治。调节情绪，保持心情愉快。注意休息，避免过于劳累，节制房事。

● 如何做好饮食调养？

除药物治疗之外，日常生活中的忌口也是非常重要的。应注意以下几个方面。

（1）忌高脂食物。慢性肾炎患者有高血压和贫血的症状。动物脂肪对高血压和贫血是不利因素，因为脂肪能加重动脉硬化及抑制造血功能，故慢性肾炎患者不宜过多食用。但慢性肾炎患者如不摄入脂肪，机体会更加虚弱，故在日常生活中可用植物油代替，每日 60 克左右。

（2）限制食盐。水肿与血容量、钠盐的关系极大。每 1 克盐可带进 110 毫升左右的水。肾炎患者如进食过量的食盐，而排尿功能又受损，常会加重水肿症状，血容量增大，造成心力衰竭，故必须限制食盐，给予低盐饮食。每日盐的摄入量应控制在 4 克以下，以防水肿加重和血容量增加而发生意外。

（3）限制含嘌呤高及含氮高的食物。为了减轻肾脏的负担，应限制刺激肾脏细胞的食物，如菠菜、芹菜、小萝卜、豆类、豆制品、沙丁鱼、鸡汤、鱼汤及肉汤等。因为这些食物中含嘌呤高及含氮高，在肾功能不良时，其代谢产物不能及时排出，对肾功能有负面影响。

（4）忌用强烈调味品。强烈调味品（如胡椒、芥末、咖喱、辣椒等）对肾功能不利，应忌食。由于多食味精后会口渴欲饮，故在限制饮水量时也应少用味精。

（5）限制植物蛋白质。蛋白质摄入量应视肾功能的情况而定。当患者出现少尿、水肿、高血压和氮质滞留时，每日蛋白质的摄入量应控制在 20～40 克，以减轻肾脏的负担，避免非蛋白氮在体内的积存。特别是植物蛋白质中含大量的嘌呤碱，能加重肾脏的中间代谢，故不宜用豆类及豆制品作营养补充。豆类及豆制品包括黄豆、绿豆、蚕豆、豆浆及豆腐等。

（6）限制液体量。慢性肾炎患者有高血压及水肿时，要限制液体的摄入。每日的摄入量应控制在 1200～1500 毫升，其中包括饮料及菜肴中的含水量 800 毫升。若水肿严重，则更要严格控制进水量。在排尿的情况下，则可适当放宽。

3.泌尿系结石

● 如何辨识？

泌尿系结石，又称尿石症，包括肾结石、输尿管结石、膀胱结石和尿道结石。泌尿系结石绝大多数是在肾脏形成的，除非膀胱内有异物，形成于膀胱的结石是罕见的。临床特征为腰腹疼痛、血尿、尿路感染，或尿中带有砂石，或尿闭，甚或导致肾衰竭。这是较为常见的疾病，发病率有逐年上升的趋势。据国外文献报道，其发病率为 0.1%～1%，且复发率为 50%～80%。调查表明，国内各省泌尿系结石发病率中，黑龙江省最低(仅为 2.5%)，而贵州省最高(达 59%)。由于泌尿系结石能对肾功能造成不良影响，因此积极防治泌尿系结石对降低肾衰竭的发病率有重要意义。

● 是怎样引起的？

有关结石的成因尚未完全清楚，可能与下列因素有关。

地理环境因素：英国、荷兰、泰国的乌汶、印度东北部等都是泌尿系结石的高发区，说明地理环境对泌尿系结石的形成具有重要意义，可能这些地区水土中某些元素过于饱和或含量不足。

饮食营养因素：泰国的乌汶是著名的尿石区，其农村发病率又比城镇高 14 倍，调查发现农村食物中钙和磷的含量比城镇高，而维生素A、维生素C仅为城镇的 1/3。食物中缺乏维生素A可使肾盂上皮细胞角化和脱落，这些脱落的角化上皮聚集成团，可成为结石的核心。

感染因素：肾脏感染细菌后，尿中细菌和炎性渗出物质(脓液)积聚成团，可成为晶体物质的沉淀核心。反复感染更易导致尿流不畅，以致尿中有形成分滞留而形成结石。

激素和内分泌因素：男性泌尿系结石的发病率明显高于女性。动物实验亦证实，将异物植入大白鼠的膀胱，切除卵巢者尿结石的发病率显著高于未切除者，若再注入雄激素，则结石的数量和体积都增大。故认为雌激素能抑制泌尿系结石的生成，雄激素能促进尿石的生成。此外，内分泌系统疾病如甲状旁腺功能亢进时，分泌过多的甲状旁腺素造成血液钙大量增高，肾脏排出尿钙、尿磷酸盐过多，增加尿晶体浓度，容易并发结石。

其他因素：尿液排出不畅，尿液中的晶体物质过度饱和，与尿液中的胶体物质结合造成沉淀而形成结石。长期卧床也易形成尿路结石。骨折、骨结核、脊髓损伤等患者由于长期卧床，骨质疏松，骨骼大量脱钙，增加尿钙和磷的排泄；加之活动减少，尿液淤积，尿内晶体物质滞留，增加肾结石形成的机会。科学调查也证明，久坐的人尿结石发病率比体力劳动者高。

● 有哪些症状？

血尿：有的患者有肉眼可见的血尿，小便像红茶或酱油一样；有的血尿要在显微镜下检查才能发现。

疼痛：肾结石移动时，患者常有阵发性的剧烈疼痛和放射痛，疼痛先在腰部，然后沿输尿管向膀胱、外生殖器及大腿内侧等处放射，称为肾绞痛。肾绞痛时，患者坐立不安、面色苍白、恶心呕吐、冷汗淋漓，每次发作几分钟到几小时不等，当结石停止移动或进入膀胱后，疼痛突然消失。

排尿异常：肾结石患者还有尿急、尿频、尿痛等症状。

泌尿系结石可通过X线检查、B超检查等确诊。

● 如何预防与护理？

（1）控制尿路感染，积极参加体力活动。控制尿路感染是防止结石形成或复发的重要措施。控制尿路感染可服中药，也可用抗生素。长期卧床的患者应经常移动体位，有利于尿液的排出，在可能的情况下应尽量早日恢复活动，避免骨质疏松。

（2）宜增加饮水量。泌尿系结石患者加大饮水量后能防止尿液浓缩，使尿流量增大，有利于较小的砂石排出，同时也可以调节尿液的酸碱度，防止结石进一步增大。

（3）宜补充维生素A。医学研究证实，维生素A缺乏可引起尿路结石，因此平时可适当多吃鸡蛋、猪肝等维生素A含量较高的食物。

（4）宜加食米糠。米糠内含有肌醇磷酸镁，它与钙结合成为不溶性钙盐，从而可阻止钙在肠道内的吸收。这样，即使尿钙排泄量不明显下降，也能防止结石的发生。

（5）宜控制含草酸较多的食物的摄入。据报道，2/3的尿路结石以草酸盐结石为主。医学研究发现，一旦多吃含草酸较多的食物，小便中的草酸含量就会明显增加，患尿路结石的风险也提高了。含草酸较多的食物有菠菜等。实验证明，人吃菠菜后的6～8小时，尿中草酸含量仍高于正常值。如有的人小便中草酸钙处于饱和状态，则尿中的草酸将成倍增加，明显增加了形成尿路结石的风险。对于一般人，草酸进入人体后，大部分与钙离子结合成难溶解的钙盐，只有少部分被吸收，所以一般人吃适量的菠菜是不会形成尿路结石的。但有尿路结石病史或高草酸尿液的人，最好不要吃菠菜等含草酸较多的食物，即使要吃，也要煮熟后弃汤吃菜。

(6)不宜吃糖食过多。第二次世界大战后，出现过食糖高消耗时期，随之而来的是尿路结石的两个高发时期。1980年，我国尿路结石发病情况调查也表明，南方喜吃糖食者的尿路结石发病率高于北方吃咸食者。实验也证明，吃糖过多会引起尿路结石。因此，在正常情况下应少吃糖食，如身体需要可分几次吃，以减少尿路结石形成的机会。

(7)要防止尿路梗阻。尿液排出不畅，尿液中的晶体物质过度饱和，易与尿液中的胶体物质结合，产生沉淀而形成结石。

● 怎样进行蹦跳排石？

一般来说，尿路结石直径小于1厘米，表面光滑呈圆形，可以在增加排尿量药物使平滑肌缓解的前提下，再结合蹦跳的方法，使结石依靠自身的重力而排出。但有人则误认为蹦跳就可以排出结石，就只依靠蹦跳来进行排石，结果导致剧烈肾绞痛而去医院就诊。在临床上，能通过蹦跳进行排石的情况并非少见。因为尿路结石呈光滑圆形的很少，一般为多角形，则在蹦跳时，结石下移就很容易擦伤肾盂或输尿管而引起出血，后刺激肾盂与输尿管的平滑肌，引起反射性收缩而出现剧烈疼痛，严重者甚至导致阵痛性休克。因此，泌尿系结石患者切忌盲目单纯依靠蹦跳来排石，而应该到医院检查。如果结石较小且呈光滑圆形，则可以在医生指导下进行蹦跳排石；若结石直径超过1厘米，且不光滑而呈多角形，就应该用现代医疗设备"超声碎石机"等进行治疗。

● 怎样进行饮食调理？

泌尿系结石在肾功能未受损害时，不管是什么性质的结石，都应摄入大量水分，每天进食水量(包括饮食)2500～3000毫升，以造成稀薄的尿液，可以将泥砂样结石冲洗出来。膳食中的维生素A要充足，钙的摄入量要有所限制。

如为草酸盐结石，则应限制外源性草酸的摄入，尽量少吃或不吃含草酸多的菠菜、苋菜、竹笋等。能促进草酸自身体排出的食品有芹菜、苹果、梨、李子及水果皮浸汁或葡萄叶煎汤等。在严格限制摄盐量的同时，还应采用碱性食品，如胡萝卜、土豆、新鲜白菜等。对维生素C要适当限制，因为大量维生素C代谢后可形成草酸，从而使草酸来源增多。

如为磷酸盐结石，则应多吃酸性食物或用醋拌食物吃，以长期保持尿液酸性，即可防止磷酸盐结石的形成。

尿酸盐结石则相反，它在酸性尿中容易形成，而在碱性尿中则易溶解，所以应多吃蔬菜、水果等碱性食物。除此之外，还要避免尿酸产生过多，故要限制蛋白质和富含嘌呤的食物摄入。因为过多的蛋白质和嘌呤在体内代谢后都可变成尿酸，所以应采用低蛋白膳食，每日每千克体重不超过1克，可选用含嘌呤少的牛奶和鸡蛋，少用肉类、鱼类及鸡鸭类食物。如需食用这类食物，可先用水煮，使部分嘌呤溶入汤内，而后去掉肉汤、鱼汤、鸡鸭汤，再加工烹制，即可减少体内过多尿酸的形成。动物内脏(如肝、肾、肠等)、豆制品、花生、栗子、菠菜及菜花等嘌呤含量亦较多，故应尽量不吃或少吃。

4.前列腺增生

● 如何辨识?

前列腺增生症，又称前列腺良性肥大，简称前列腺肥大，是老年男性常见的一种慢性疾病。本病的主要症状是进行性排尿困难，最先出现的早期症状之一是夜尿次数增多。

前列腺是男性所特有的一个附属性腺。其自出生后到青春期生长缓慢；待身体发育后生长速度明显加快，迅速成熟而完善；到了30岁，前列腺的重量约为20克。30~45岁，前列腺的体积基本保持恒定，以后又逐渐增生，腺体的体积逐渐增大。大多数人前列腺增生缓慢，到80岁时，平均可达到35克，一些增生特别大的人也有重达100多克的。

前列腺增生症常见于老年人，人越长寿，这个问题就越突出，发病率也随着年龄的增长而增加。这种现象在临床中越来越明显地反映出来。

有关前列腺增生的学说有很多。许多学者认为前列腺增生的发生与下列因素有关：性生活过频、前列腺炎症治疗不彻底、睾丸功能异常、长期的饮食习惯及机体的营养代谢障碍等。

● 有哪些表现?

前列腺增生又称前列腺肥大，是老年男性常见的一种慢性疾病，亦是泌尿外科的常见病之一。45岁左右的男性前列腺开始出现两种趋势：一部分人趋向于萎缩；另一部分人则趋向于增生，腺体体积渐渐增大，形成了前列腺增生。

与良性前列腺增生发生有关的因素有种族、饮食、吸烟、性活动度和强度、社会经济地位、受教育程度、高血压、糖尿病及泌尿系感染史等。

前列腺增生的表现症状有以下几个方面。

尿频、尿急：早期最突出的症状是尿频、尿急，以夜间最突出。发生尿频的原因是由于膀胱颈部充血，残余尿中轻度感染，刺激膀胱口部所致。尿急多由膀胱炎症引起。

排尿困难：开始表现为排尿等待及排尿无力，继而尿流变细、中断，甚至出现尿潴留。

尿失禁：常为晚期症状，最易发生在患者入睡时，由于盆底肌肉松弛而出现尿失禁。增大的腺体一方面造成排尿困难，但另一方面干扰了膀胱口括约机制，也可以发生尿失禁。

血尿：主要在膀胱炎症及合并结石时出现，常为镜下血尿；如果为腺体表面的血管扩张破裂，则可引起肉眼血尿，出血量大而发生尿道内血块堵塞致急性尿潴留。

急性尿潴留：前列腺增生症中 60% 的病例可出现急性尿潴留。在受寒、剧烈运动、饮酒或食入刺激性强的食物后未能及时排尿，引起肥大的腺体及膀胱颈部充血、水肿而产生尿潴留。

● 如何做好防护？

积极参加健康教育，学习有关知识，增强保健意识，了解良性前列腺增生是男性常见的慢性老年病。

心理调节：精神紧张、寒冷刺激、膀胱过度充盈及使用拟交感神经药物等可使良性前列腺增生症状加重，甚至发生急性尿潴留。所以，应有一个使其精神愉快的家庭氛围，避免精神紧张、过度劳累、受凉、饮酒及憋尿等。

每年进行一次检查，包括 I-PSS、QOL、体检、尿液检查、肾功能检查、B超检查及尿流率测定等，比较过去一年内病情发展情况，是否出现了并发症及绝对手术指征。

● 如何做好饮食调养？

多食新鲜水果、蔬菜、粗粮及大豆制品；多食蜂蜜以保持大便通畅；食用适量牛肉、鸡蛋；食用种子类食物，可选用南瓜子、葵花子等，每日食用，数量不拘。

绿豆不拘多少，煮烂成粥，放凉后任意食用，对膀胱有热、排尿涩痛者尤为适用。

不能因尿频而减少饮水量，多饮水可稀释尿液，防止泌尿系感染及形成膀胱结石。饮水应以凉开水为佳，少饮浓茶。

禁饮烈酒，少食辛辣肥甘之品，少饮咖啡，少食柑橘、橘汁等酸性强的食品，并少食白糖及精制面粉。

● 可采取哪些按摩方法？

按摩疗法具有疏理气机、舒筋通络、调和营卫、活血祛瘀的作用。前列腺增生症也可选用以下按摩疗法。

(1) 按摩中极穴。中极穴在腹部腹中线脐下4寸处。可采用按法、揉法和掌摩法进行按摩。

按摩中极穴，具有行气活血、疏经通络的作用。中极穴是足太阳膀胱经的募穴。按摩中极穴又可助于治疗前列腺增生症引起的小便不畅、排尿困难。

(2) 按摩关元穴。关元穴在腹部腹中线上脐下3寸处。可采用按法、掌揉法和掌摩法进行按摩。

按摩关元穴，能培补下焦元阳，调节膀胱气化功能。关元穴又为手阳明小肠经的募穴。按摩关元穴有助于强壮机体，治疗虚证的前列腺增生症。若采用击法，即用指尖端连续叩击关元穴1分钟，具有通淋导浊的作用，适用于湿热下注的前列腺增生症。

(3) 按摩太溪穴。太溪穴在足部，位于内踝与跟腱之间的凹陷中。可采用捻法、点法和捏法进行按摩。

太溪穴既是足少阴肾经的腧穴，又是肾经的原穴，是肾之经气汇聚之所。按摩太溪穴，具有补益肾气、通调水道的作用，适用于中气下陷、肾阳不足的前列腺增生症。

(4) 按摩肾俞穴。肾俞穴位于第二腰椎棘突下，旁开1.5寸处。可采用按法、指揉法和掌推法。

按摩肾俞穴，具有补肾益气的作用，适用于肾阳不足、气虚下陷的前列腺增生症。

(5) 按摩三阴交穴。三阴交穴位于内踝上3寸，胫骨内侧面后缘处。可采用按法、指揉法和指摩法进行按摩。

按摩三阴交穴，具有补益脾肾、通利小便的作用，适用于中气下陷、肾阳不足的前列腺增生症。

(6) 按摩水道穴。水道穴位于腹部，脐下 3 寸，旁开 2 寸处。可采用按法、拍法、击法和掌摩法进行按摩。

按摩水道穴，具有清热散瘀、通利小便的作用，适用于湿热下注、肝气郁滞、下焦淤阻的前列腺增生症。

(7) 按摩足反射区。按摩足反射区就是在足上的特定部位施以按摩手法，用来治疗疾病。而足反射区的制订就是将人体的组织器官与足的解剖部位相对应，把所对应的部位称作反射区。当人体某组织器官发生病变时，该反射区就会出现压痛等变化。如：前列腺反射区位于内踝及其四周的部位，包括内踝与跟腱间的部位；膀胱反射区位于内踝下方，横卧于足跟，舟状骨和第一楔状骨构成的足弓之上；腹腔神经丛反射区位于足底心，足趾跖屈时呈凹陷处，即涌泉穴及其四周。治疗前列腺增生症应用的足反射区主要就是前列腺反射区、膀胱反射区和腹腔神经丛反射区。治疗手法主要是指按法和指点法。

局部按摩足反射区，具有开通闭塞、活血止痛、调整脏腑功能的作用，适用于各种类型的前列腺增生症。

(8) 按摩小腹部。部位取脐下至耻骨上的小腹部。可采用掌摩法和掌揉法进行按摩。

按摩小腹部，具有理气行滞、温阳通络的作用，有助于治疗各种前列腺增生症，适用于排尿困难的患者。

(9) 按摩腰骶部。部位取腰骶椎外表之皮肤上。可采用掌擦法、掌揉法和掌摩法进行按摩。

按摩腰骶部，具有益肾壮腰、理气通络的作用，适用于各种类型的前列腺增生症。

(10) 提肛。提肛的姿势可采用平卧位、坐位或站位。身体放松，思想轻松无杂念，收缩肛门向上、向内提起，憋一会儿，然后放松，如此连续 10～15 次。每日可练习数回。本法简便易行，具有调理气机、行气活血的作用，适用于肝郁气滞、下焦淤阻的前列腺增生症，也适用于中气下陷、肾阳不足等虚证的前列腺增生症。

五、血液系统疾病

1.贫 血

● 如何辨识?

贫血是指在单位容积的循环血液中血红蛋白量(Hb)、红细胞计数(RBC)及(或)血细胞比容(Hct)低于正常参考值最低值。

据国内的调查资料显示,成年男性Hb低于120g/L,RBC低于$4×10^{12}$/L或Hct低于40%;成年女性Hb低于110g/L,RBC低于$3.5×10^{12}$/L或Hct低于35%时就可以诊断有贫血。

贫血不是一个独立的疾病,而是全身各系统中许多种不同性质疾病的一个共同症状或病理现象。各系统疾病均可发生贫血,而引起贫血的原因又可以是多种多样的。因此,对每一个贫血的病例,必须对其引致贫血的原因作出正确的诊断,对贫血的预防和治疗才有实际意义。临床上最常用的贫血分类方法是以贫血发生的主要病因和发病机制为依据的。

按病因和发病机制分类,贫血可分为以红细胞生成减少为主的贫血、以红细胞破坏过多为主的贫血(即溶血性贫血)和失血三大类。各种贫血的共同特征是血红蛋白减少使皮肤和黏膜苍白。其他症状包括:组织缺氧后,机体通过心血管和肺的代偿,使心跳加速、心排出量增加、呼吸加快加深,尤其在体力活动后感心悸、气急加重;肌肉组织和神经系统缺氧使患者感困倦乏力、易疲劳、头晕、眼花、耳鸣、眩晕、嗜睡、失眠、记忆力减退、思想不集中或情绪淡漠、易激动等;也可出现食欲减退、恶心、腹胀、腹泻、便秘、舌质改变等消化道症状;以及月经失调、闭经、不育、性功能减低和多尿、蛋白尿、镜下血尿等泌尿生殖系统症状。

● 如何做好防护?

贫血不是一个独立的疾病,它是由许多不同性质的疾病引起的一个症状或病理现象。因此,须明确贫血类型及引起贫血的原因,找出原发病,进行有效的防治。治疗前必须先得到准确的诊断。在诊断未明确前,切勿盲目滥用所谓"补血药",避免使病情变得复杂,增加诊断难度,或可延误原发病的诊断而对康复不利。在工作或生活环境中,许多有害化学物质(如工业中的苯及其衍生物)、染料、农业中的农药、杀虫剂以及放射性物质等都可引起贫血，故需做好劳动保护。

● 怎样进行饮食调理？

贫血患者的饮食原则主要是提供足够的造血原料，使血内红细胞和血红蛋白含量恢复正常。制造红细胞和血红蛋白所必需的物质主要为蛋白质、铁质和少许铜质。而叶酸和维生素B_{12}是红细胞发育生长不可缺少的因素，均需要通过饮食补充供给。为此，饮食首先要采用含铁质丰富的动物肝脏和其他内脏；其次是瘦肉、蛋黄和豆类，蔬菜中含铁较多的有莴苣、菠菜、芹菜、油菜、萝卜缨、苋菜、荠菜、番茄等，水果中以杏、桃、李、葡萄干、红枣、樱桃等含铁较多。此外，维生素A和维生素C可促进铁质的吸收和利用，也应充足供给。

蛋白质是人体一切组织的建筑材料，也是构成血红蛋白和红细胞的基础物质。因此，贫血患者的饮食都应含有足够的蛋白质，应尽量选择生理价值高的蛋白质食物，例如动物肝、肾和瘦肉中含量最多。而绿叶蔬菜和茶叶中含有叶酸，也都应注意补充。

贫血患者往往有胃酸缺乏、食欲缺乏、消化不良等症状。因此，在饮食烹调上要下工夫，使色、香、味俱好，诱人食欲，利于消化。对消化力差的患者，可制作肉末、肉汤、豆腐脑、蛋羹、菜泥、果汁等，以便患者更好地吸收膳食中所提供的必需营养物质。

2. 血小板减少性紫癜

● 如何辨识？

血小板减少性紫癜是一种与自身免疫有关的出血性疾病，临床表现主要为皮肤黏膜瘀斑、瘀点或其他部位出血，实验室检查血小板减少，出血时间延长，血块退缩不良，毛细血管脆性试验阳性等。

● 是怎样引起的？

血小板减少性紫癜的病因和发病机制至今尚未阐明，一般认为与免疫有关，与体液免疫关系尤为密切。中医认为，本病的病因不外乎气与火两类。

气为脾气不足，统摄无力。气为血之帅，不仅血液的生成有赖于气的化生，而且血液的正常循行亦靠气之统摄。饮食不节、劳累过度、情志不遂或久病之后失于调理，导致气虚统摄无权、血不循经、溢于络外而发生出血。另外，瘀血是出血的病理原因，而瘀血阻滞脉络又可加重出血。

火有虚实之分。实火多由外感热邪、灼伤血络所致。虚火则因热邪入里伤阴，或劳累过度，房事不节暗耗阴精，或年高体虚，精血内亏，或用药不当伤及阴血所致。

● 临床表现如何？

在临床上，血小板减少性紫癜有急性和慢性两型，病程在6个月以内为急性型，6个月以上为慢性型。急性型多见于2~9岁儿童，春冬两季多见。慢性型约占80%，多发于成年人，女性多见，为男性的3~4倍。

急性型：起病前1~2周常有上呼吸道或其他病毒感染史。起病急骤，可有发热、畏寒现象，突然发生广泛、严重的皮肤黏膜出血，甚至大片瘀斑或血肿。皮肤瘀斑通常先出现于四肢，尤以下肢为多，分布不均；黏膜出血多见于鼻、齿龈及口腔。血小板计数低于$20 \times 10^9/L$。其病程可为自限性，多数患者经治疗数周后逐渐缓解或痊愈，仅少数患者可转为慢性型。

慢性型：一般起病隐袭，可有持续性出血或反复出血发作。每次发作延续数月或数年，表现为散在皮肤紫癜或其他较轻的出血症状。紫癜及瘀斑可发生在任何部位的皮肤或黏膜，但发生在下肢及上肢的远端者较多。血小板严重减少时，口腔及舌黏膜可发生血疱。受伤后皮肤深处可发生瘀斑。血小板计数多在$(30 \sim 80) \times 10^9/L$，一般较急性型高。

● 如何预防与护理？

由于过度疲劳、感染等因素可导致某些慢性血小板减少症患者的病情加重或反复，故应注意避免过度劳累及感冒的发生。

在饮食方面，平时可多吃花生、红枣等有益血小板生成的食物，少吃辛辣燥热的食物。

急性型及慢性型急性发作，出血严重，应密切观察，并卧床休息，避免外伤。

3.白细胞减少症

● 如何辨识？

白细胞好比国家的卫士，是人体免疫系统的重要组成部分。正常人体血液中的白细胞总数必须保持在$(4 \sim 10) \times 10^9/L$，才有较强的免疫力。近年来，由于抗生素的广泛应用和滥用，使细菌的生物学特性发生了变异，对抗生素产生了越来越强的抗药性，因此用过去的常用剂量征服不了现代的细菌。为了控制感染，达到治疗目的，不得不加大剂量，这就使得除头晕、恶心等一般副作用外，还出现了血液中白细胞减少的情况，导致机体抗病能力的进一步下降，出现恶性循环。

白细胞减少症是由化学、物理、生物、不明原因以及某些原发疾病等多种因素和不同发病机制引起的一组临床综合病症。其血液中白细胞计数持续低于 $4 \times 10^9/L$，并主要为中性粒细胞减少。当中性粒细胞显著减少，绝对计数持续低于 $2 \times 10^9/L$ 时，称为中性粒细胞减少症。临床主要特征表现为头晕、心悸、乏力及易感染发热。

● 是怎样引起的？

一般来说，引起白细胞减少的因素大致有以下几个方面：

(1) 化学物质(如苯)，抗肿瘤的化学药物(如环磷酰胺)。

(2) 物理因素及放射性物质。

(3) 药物过敏或药物毒性引起白细胞减少，如氨基比林、保泰松、安乃近、甲丙氨酯(眠尔通)、氯丙嗪、苯妥英钠、三甲双酮、磺胺类、氯霉素、异烟肼、有机砷及汞剂等。

(4) 某些细菌性、病毒性、立克次体性和原虫性感染，败血症或其他严重的感染。特别是老年人或衰弱者易引起白细胞减少。

(5) 继发于其他疾病，如脾功能亢进、系统性红斑狼疮、再生障碍性贫血、白血病及恶性肿瘤转移等。

● 有哪些症状？

白细胞减少症虽然病因有所不同，但临床症状相似。由于中性粒细胞减少的程度不同，症状的严重性有所差别。若白细胞减少呈慢性病程，其症状以乏力、头晕最为常见，此外还有食欲减退、四肢酸软、失眠多梦、低热、畏寒、腰酸、心慌等症状。若白细胞减少由于严重感染所致，则有高烧、恶寒、身体发酸等症状。但大部分人患者不一定发生感染或不出现明显症状。在粒细胞缺乏时，多突然发病、畏寒高热、多汗、咽痛，感染部位常呈迅速进行性坏死，可继发败血症而引起死亡。

实验室检查：白细胞总数常在 $(2 \sim 4) \times 10^9/L$；而粒细胞缺乏时，白细胞多在 $2 \times 10^9/L$ 以下，粒细胞明显减少，甚至只剩下 1%~2% 或完全消失。骨髓检查多无变化。

● 如何预防与护理？

白细胞减少症患者应注意休息，因为过度疲劳容易使病程缠绵难愈，甚至使病情加重。如参加体育锻炼，也要先从小运动量开始，切忌不顾疲劳，盲目蛮干。

患者在治疗期间，尽可能不做X线检查，以免杀伤白细胞。对接触X线、电离辐射的工作人员，要注意安全防护，定期检查，如发现白细胞减少，应立即脱离工作环境。

用药要慎重，忌用能引起白细胞减少的药物，尤其要控制抗生素的大剂量使用，因为许多抗生素(如青霉素等)可抑制骨髓白细胞成熟系统，因此使用这类药时要定期检查白细胞。

对由营养障碍引起者，要加强营养。对传染病、血液病、免疫性疾病等患者，应积极治疗原发病。

● *怎样进行饮食调理?*

白细胞减少症患者要增加饮食营养，平时宜常吃鲜蘑菇或平菇(炒菜、炒肉片或煮汤均可)；还宜常吃动物胎盘、蜂王浆等，以提高血液中白细胞数。此外，常以鹅血、鸡血、鸭血、猪血等佐餐也可以辅助治疗白细胞减少症。

六、内分泌系统疾病

单纯性肥胖症

● *如何辨识?*

一般用体重指数(BMI)来衡量肥胖的程度。计算公式是：BMI＝体重(千克)/身高的平方(平方米)。根据WHO发布的标准，成人BMI在18.5~24.9千克/平方米者为正常体重，≥25千克/平方米为超重，30~34.9千克/平方米为Ⅰ度肥胖，35~39.9千克/平方米为Ⅱ度肥胖，≥40千克/平方米为Ⅲ度肥胖。

可采用腰围、腰臀比等方法来评判是否肥胖。用第3腰椎和第4腰椎水平的CT或MRI扫描可计算内脏的脂肪面积。还可用皮脂厚度测量仪、生物电阻抗测量预测体内的脂肪含量，间接判断是否肥胖以及肥胖的程度。

● *是怎样发生的?*

肥胖症可分为单纯性肥胖和病理性肥胖。单纯性肥胖主要是因为摄入的热量多于消耗的热量，入大于出，营养过剩，且活动过少，结果脂肪存积于皮下和体内其他部位。此外，一些精神方面的因素以及青春期间内分泌功能紊乱也会引起肥胖，这些都属于单纯性肥胖。有些不明原因的肥胖也归属于这一类。下面分几个方面阐述。

（1）长期饱食。长期饱食，即饮食摄入量过多，超过了自己的消耗量，这是有害于人体健康的。容易使体内集聚的脂肪越来越多，且脂肪多集聚在皮下、肝脏周围、腹壁以及腹腔内的大网膜和肠系膜上，造成腹压增高、腹壁肌肉松弛、腹部凸出等。经常饱食者的肠胃负担很重，消化液的分泌供不应求，也容易发生消化不良，并使血液过多地集中在肠胃部位，而使心脏、大脑等重要器官相应缺血。这样长期下去易诱发冠心病等，甚至会使人的大脑思维能力受到抑制，使人未老先衰，缩短寿命。

（2）不良饮食习惯。有些人总埋怨："吃得不多，身体总是发胖。"其实，这主要与他们的不良饮食习惯有关。据测算：1瓶汽水、1杯麦乳精可乐、8个甜栗子都等于半碗饭的热量；3片面包的热量等于2碗米饭的热量，如果再吃黄酒、果酱，热量就更可观了。生活中常见的不良饮食习惯有以下几种。

常吃油炸食品：任何食品油炸后的热量要比原来增加1倍，故常吃油条、炸糕、油炸面条、油炸土豆等易致肥胖。

嗜甜食及零食：有些人一日三餐的食量并不多，但有吃零食和含糖块的习惯，特别是大量进食巧克力、饼干及汽水等食品，使一天总热量处于入超状态。而摄入过多的糖类会影响血液脂质代谢，并在肝中转为脂肪而致肥胖。

吃饭后立即入睡：活动量减少，日久天长，过多的热量便会以脂肪的形式贮存在体内，使人发胖。

晚餐过于丰盛：据实验表明，如果早上进食2000千卡热量的食物，并不会引起发胖；但如果晚上进食同样热量的食物，则体重会增加。另外，晚餐过于丰盛，还会提高大肠癌的发病率。

（3）遗传因素。近几年来的调查表明，许多胖人并不比瘦人吃得多，有的反而较少。故不少肥胖者采用节食减肥法的效果并不明显。这主要与遗传因素有关。据调查，如果父母一方身体肥胖，子女肥胖的可能性为40%；如果父母双方均肥胖，则子女肥胖的可能性为70%。另经研究表明，肥胖者细胞的能量消耗只有普通人的80%，且越是节食，细胞的代谢率就越低，消耗的能量也越低，所以肥胖者不应盲目节食，以免适得其反。最近，国外通过基因遗传学研究，已发现肥胖症的特种基因芯片，说明肥胖可以遗传。

（4）内分泌影响。正值青春发育期的女孩子由于体内雌激素水平增高，使皮下脂肪迅速增多（每年增加5~6千克，多者达10千克）而稍感发胖，但过了这一时期，脂肪的增长速度就会减缓，身体会自然地恢复均匀的体型。另外，中年妇女的卵巢功能旺盛，性激素保持相当的水平，直接影响人体蛋白质和脂肪的代谢，加上人到中年以后，活动量明显减少，也很容易发胖。

● 有哪些危害？

单纯性肥胖症以脂肪积聚过多为主要症状，体重超过标准体重20%以上。过度肥胖是对人类健康的一个威胁。体内脂肪积累越多，心脏负担愈重，而心肌内脂肪沉着更易致心肌劳损；可引起内分泌紊乱，血脂增高，促发动脉粥样硬化；还可导致机体免疫及抗感染能力下降。与常人相比，肥胖者的癌症发病率高1倍，冠心病发病率高5倍，高血压发病率高8倍，糖尿病发病率高7倍。近年来，随着物质生活的迅速提高、食物结构的改变和劳动强度的降低，我国肥胖症的发病率正日趋增高。

肥胖症发病年龄以20~45岁居多，女性多于男性，但近年来青少年患病率呈明显上升趋势。部分肥胖者有家族史。

轻度肥胖者多无自觉症状，重度者常伴有乏力、头晕、多汗、气短、腰痛、腹胀、水肿、便秘，甚至情绪抑郁、性功能减退等表现。

● 哪些措施有助于控制肥胖？

加强有关肥胖症知识的学习，充分认识肥胖症对人体的危害。

采取合理的饮食营养方式，做到定时定量、少吃甜食厚味、多吃蔬菜水果、少吃零食。

加强运动，使摄入与消耗保持平衡。

养成良好的生活规律，注意劳逸结合。

保持心情舒畅。

经常观察体重，通过"三早"即"早期发现、早期诊断、早期治疗"来加强自我监测，若发现肥胖相关症状应及时就诊。

● 怎样进行运动锻炼？

运动疗法是通过运动来消耗体内多余能量的一种方法，是治疗肥胖症的有效手段，是减肥的关键。

（1）进行力量性运动。主要通过增强肌肉的力量来消耗脂肪。可采用训练个部肌群的方法，比如仰卧起坐、蹲起直立、上体屈伸、广播体操及韵律操等。

（2）进行耐力性运动。主要通过持续运动消耗能量，减少脂肪。可采用的项目有中速和快速步行、爬坡性步行、慢跑、骑自行车、游泳等。

（3）进行力量性与耐力性相结合的运动。主要有各种球类（非比赛性质）活动，比如打羽毛球、排球、乒乓球、篮球、门球以及投掷实心球等。

在运动疗法减肥过程中，一般将心率控制在140次／分钟以下为好。此标准为一般体质尚好成年人在中等运动强度的脉搏速率，对降低体内脂肪含量十分有益。锻炼者选择了合适的运动项目和强度，会感到轻松、愉快、充实，坚持下去就会达到减肥效果。

● 怎样进行按摩减肥？

（1）全身按摩。全身按摩法有较好的去脂减肥作用，能增强机体新陈代谢，促进脂肪排泄，故对肥胖者有一定的减肥效果。仰卧，用手掌按摩全腹，以脐部为中心，自上而下，按顺时针方向急速不停顿地按摩3~5分钟，以肠鸣漉漉、矢气（放屁）胀消为佳。再用手掌按揉臀部，以螺旋状由上至下，用力适度，往返5次。最后用手掌在下肢内侧，自上而下地推擦5次，再用拇指按压三阴交穴21次，左右交替操作。

（2）经络按摩。经络分布于全身内外，具有内属脏腑、外联肢节的基本联系功能，生理上主运行气血，协调阴阳。经络按摩法通过刺激体表经络、穴位来调动机体内在因素，调整神经系统，调节体液平衡，促进新陈代谢，从而达到减肥的目的。方法是：先俯卧，用掌根在背部脊柱两侧足太阳膀胱经循行路线，向下直推至腰骶部，如此往返5次；再仰卧，用手掌按揉下肢内侧前缘足太阴脾经循行路线，从大腿根部至足踝，如此往返5次。注意：按摩足太阳膀胱经时手法可重，按摩足太阴脾经时手法要轻；循经按摩时，移动方向要由上而下；也可用毛巾或丝瓜络作为按摩工具。

（3）淋巴排毒。人体的淋巴系统由淋巴管、淋巴组织及淋巴器官组成，能回收组织液，参与血液循环。其产生的淋巴细胞能清除体内细菌、病毒、异物及代谢过程中的有害物质，并能生成抗体，是机体免疫的重要防御组织。淋巴排毒法能起到刺激淋巴活动、增加局部血液循环的作用，有助于体内废料的排出，以达到减肥的目的。先用手掌用力拍打身体脂肪沉积的部位(如腹部、臀部及腰背部等),至局部发红;再用拇指按摩全身主要淋巴点,如腋窝、双乳之间的乳导管部分、腰部及双膝后面,按摩5～10分钟。注意:开始点按淋巴结时会有痛感,随着操作的不断进行,痛感会很快消失。

(4)局部按摩。脂肪在人体中的分布并不均匀,男性肥胖者的脂肪主要沉积在头颈、脊背和腹部,尤其是下腹部;而女性肥胖者脂肪则主要聚集在乳房、臀部、腹部和大腿,身体外形多表现为胸高、腹大、腰粗和臀部宽圆。因此,减肥可重点按摩这些部位。局部按摩法有健脾利湿的作用,能加快皮下多余脂肪分解,从而达到局部减肥的目的。先以双手拇指、食指、中指由后向前轻摩前颈部皮肤1分钟,再从前向后推动5次,每次需向一个方向推;再用手掌根在后颈部接近大椎处向外推擦,至两侧肩部端,反复5次;用手掌在腰背部搓摩3～5次,至背部皮肤发红有热感;用双手掌按揉腹部3分钟;最后用手掌按揉臀部1分钟。

● 怎样进行饮食调理?

肥胖症的饮食必须控制。其目的,一方面,通过"饥饿疗法"消耗体内积聚过多的脂肪;另一方面,要防止新的不必要的脂肪组织形成。一般来说,肥胖者的饮食应根据肥胖程度而加以控制。

对轻度或中度肥胖者,不一定要过分严格限制进食量,可适当自行调节。例如,在三餐正常饮食之外,首先限制额外食物,多做体力劳动或体育活动,每半月左右称一次体重,再根据体重增减情况继续调整饮食。若对体重下降不满意,则再减少三餐的正常饮食量,希望能达到每半个月减轻体重1～2千克的状态,直至体重达正常标准。

中度以上的肥胖者食欲亢进,且多贪食高热量食物,而肥胖又限制了体力活动,使热量消耗减少,如此恶性循环,体重越来越重。为了打破这一恶性循环,必须抓住主要矛盾。这类患者首先应严格限制饮食量,除尽量采用低热量食物以代替高热量食物外,还需大幅度减少食量。如果平时进食量较大,开始时可以每日减少100～150克。以后根据体重和其他反应再进行调整,一般以每周减少体重0.5～1千克为宜。在第1周,由于体内水分、盐分同时丧失,体重减轻较多,又因刚开始严格控制饮食,一时还不能适应,因此反应较多。以后逐渐适应了,即可趋于稳定。

在具体食物的配备上,控制肥胖必须首先严格限制食物中容易变成脂肪组织的成分——脂肪和糖类;其次,食盐也需适当控制,因为食盐能潴留水分，使体重增加。由于蛋白质是人体各组织的主要组成成分，也是身体健康的主要保证，因此为了保护体内组织器官的蛋白质不致被消耗，必须保证食物中蛋白质的含量，一般每日供应蛋白质应不少于每千克标准体重 1 克蛋白质，有条件的可增至每日 100 克。同样，人体所必需的维生素和无机盐也要充足供给。

在具体食物的选择上，主粮（如麦、米）和一些杂粮都可选用，但食量必须根据上述原则严格限制；副食品宜采用瘦肉、鱼、蛋、黄豆制品和含糖分较少的各种蔬菜、水果等。应尽量少用含淀粉过多或极甜的食物（如马铃薯、白薯、藕粉、杏仁、果酱、糖果等）；也应限制一些含脂肪过多的食物的摄入，如花生、核桃、芝麻，以及各种植物油、动物油、奶油和油炸的食物、油酥点心等。

为减少肥胖者在饮食控制中常有的饥饿感，有条件的可以少量多次进食，如一日 5~6 餐，并在饮食中酌量增加蔬菜、无油的汤等低热量食物，还可另加些水果或多喝茶水来防饥。

若经数周观察，对体重下降仍不满意，可再减少食量或降低饮食中热量。但热量下降过多、过快时，患者易出现软弱、乏力、畏寒等症状，因此不能操之过急，减食量和增加体力消耗还必须相互配合，才能取得更好的效果。

● 常用的减肥食物有哪些？

萝卜：味甘性凉，盛产于秋冬时令，有消腻、破气、化痰、止咳等功效。它含胆碱物质，能降血脂、降血压，有利于减肥。

竹笋：性寒凉，含蛋白质和纤维素多且含脂肪极少，有减肥、预防心血管疾病等作用。

薏仁：味甘性凉，素来是祛湿消肿的佳食良药。其干品一年四季可煲粥、煮汤食用。

木耳：味甘性寒，也是一种高蛋白、低脂肪、多纤维、多矿物质的有名素食。它含有一种多糖物质，能降低血清胆固醇，并能减肥以及抗癌。

豆芽菜：味甘性凉，含植物蛋白、维生素较多，常烹炒、凉拌、煎汤食用，有助于消腻、利尿、降脂。

大蒜：脂肪酸和胆固醇的合成需要一些酶类的参与，而大蒜则对酶的形成恰好起阻止作用。因此，大蒜可治肥胖症。

辣椒：辣椒素有防止肥胖的作用。辣椒素调味能促进脂肪的新陈代谢，防止体内脂肪的积存。

七、代谢疾病

1.糖尿病

●什么是"三多一少"？

糖尿病是由于体内胰岛素分泌缺乏、胰岛素绝对不足或者身体对胰岛素的需求增多而造成胰岛素的相对不足以及组织对胰岛素的敏感性降低所致的一种慢性全身性疾病。糖尿病还是一种代谢性疾病，能造成体内各种代谢紊乱。

糖尿病的典型症状可概括为"三多一少"。

"三多"：多尿，指尿量增多、排尿次数增多及夜尿增多；多饮，指口渴而饮水量大增；多食，指食欲亢进，多食易饥。

"一少"：体重减少，表现为逐渐消瘦，但中老年轻症患者可因多食而肥胖。

糖尿病患者常伴随有乏力、面色萎黄、皮肤瘙痒，女性多见外阴瘙痒及月经不调，小儿则毛发少泽、生长发育迟缓。

现代诊断标准：有糖尿病典型症状（"三多一少"）加一天当中任意时间血清葡萄糖浓度≥11.1mmol/L，或者空腹血清葡萄糖浓度≥7.0mmol/L，或者葡萄糖耐量试验（OGTT）2小时血清葡萄糖浓度≥11.1mmol/L，即可诊断为糖尿病。

●有哪些危险因素？

诱发糖尿病的因素主要包括以下几个方面。

遗传因素：父母是糖尿病患者，则其子女罹患糖尿病的可能性比较大。并且1型和2型糖尿病都有遗传。

高血压、高血脂患者：大量调查发现，高血压患者中大约60%的人糖耐量异常，且这类人群比较容易患心脑血管病和肾脏并发症。

肥胖：据统计，80%～90%的2型糖尿病患者为肥胖或超重人员。肥胖可能是"环境"因素，即在肥胖所致的不良环境下产生胰岛素抵抗，使β细胞功能有缺陷而发生糖尿病。

●并发症及危害是什么？

糖尿病的急性并发症：①酮症酸中毒（1型糖尿病和少数2型糖尿病）：血糖明显升高，尿中出现酮体，血气有酸中毒，严重者昏迷，抢救治疗不及时可危及生命；②非酮症高渗性昏迷；③低血糖反应：是糖尿病患者在治疗过程中经常出现的一种并发症，轻度低血糖时可有心慌、手抖、饥饿、出冷汗等表现，严重时可出现昏迷甚至死亡。

糖尿病造成的危害：易引起糖尿病酮症酸中毒、非酮症性高渗性昏迷和乳酸性酸中毒等急性并发症；易导致心血管病、脑血管病、糖尿病眼病、糖尿病肾病、糖尿病足、糖尿病神经病变等慢性并发症；常伴发低血糖、代谢综合征、急慢性感染等。临床上将糖尿病分为胰岛素依赖型（1型）和胰岛素非依赖型（2型）两种。

● 如何做好防护？

近年来，我国糖尿病患病率逐渐上升，糖尿病对我国人民健康的影响日趋严重。我国糖尿病患者的人数已居世界第二位（仅次于美国），增加速度惊人。据初步统计，我国糖尿病患者及糖耐量异常者总数已达近亿人。目前，我国居民糖尿病的知晓率、治疗率和控制率相对较低，糖尿病防治形势不容乐观。糖尿病患者应注意以下几点。

（1）应避免焦急紧张的情绪，建立规律良好的生活习惯，不吸烟，不饮酒，少吃食盐和富含碳水化合物、油脂以及热量的食物。

（2）定期监测血糖。保持与医生的沟通，由于血糖可变性大，应经常监测（如有条件应监测三餐前后血糖），以便观察药物疗效，及时调整药物治疗方案。

（3）注意保暖，预防感冒，一旦出现发热、咳嗽、腹痛、腹泻甚至恶心、呕吐等症状，一定要尽快去医院就诊，如果感染得不到及时控制，病情将发展很快，甚至出现糖尿病酮症酸中毒、糖尿病高渗性昏迷等急性并发症。

（4）食用有降血糖作用的食物。

● 饮食干预要注意什么？

（1）控制摄入总能量。

（2）合理控制碳水化合物的摄入。

（3）适量摄入优质蛋白质。

（4）控制脂肪及胆固醇的摄入。

（5）增加可溶性膳食纤维的摄入。

（6）保证维生素和矿物质的摄入。

（7）食物多样化，保持膳食平衡。

(8) 注意多饮水，限制饮酒。

(9) 坚持少食多餐，定时定量进餐。

● 如何进行简易膳食计算？

膳食总热量的计算公式如下：

日需膳食总热量＝标准体重 × 每千克体重所需热量

标准体重(千克)＝身高(厘米)－105 (男性)

标准体重(千克)＝〔身高(厘米)－100 (女性)〕×0.9 (女性)

50 岁以上的患者，每增加 10 岁，每日需要的总热量酌情减少 10% 左右。

● 如何进行运动锻炼？

运动是治疗糖尿病不可缺少的环节。运动疗法对糖尿病患者的益处包括以下几个方面：减轻和控制体重；增加肌肉组织对葡萄糖的利用，长期运动增加肌肉量；提高胰岛素与受体的亲和力，提高胰岛素敏感性，改善胰岛素抵抗；有利于血糖、血脂及血压的控制；增强体力和心肺功能，预防各种并发症；心情舒畅，陶冶情操，树立战胜疾病的信心，消除紧张的情绪。

运动锻炼总的原则是适量、经常性和个性化；因人而异，量力而行；自监自控，负荷适宜；循序渐进，持之以恒。

运动方式可选择有氧运动。常见有氧运动包括步行、慢跑、骑自行车、跳绳、跳舞、游泳、爬山和各种球类运动等。

依据患者平时运动习惯，运动最好不受季节、场合等因素限制。提倡步行，适当增加力量性锻炼，能增强心肺功能，有利于维持健康体重，能促进体内血糖、血脂代谢正常化，有助于延缓和防止骨质疏松及退行性关节变化，可缓解神经肌肉紧张。

糖尿病患者运动量为每周 3~5 天，每天累计不少于 30 分钟的中等强度体力活动。每天的运动量可分解进行，但单次连续运动不少于 10 分钟。运动时，心率应保持在 170－年龄(次／分钟)以下。

● 药物治疗要注意什么？

药物治疗、饮食控制和运动是医学界公认的治疗糖尿病的"三驾马车"。建议所有患者一旦被诊断为糖尿病，在肝功能允许的情况下首先考虑使用二甲双胍类药物进行治疗，同时进行生活方式的干预，然后根据疗效适时地加用其他治疗糖尿病的药物。研究表明，糖尿病发病后 10 年，

30%～40%的患者至少会发生一种并发症。因而早期控制血糖、预防并发症是糖尿病治疗的关键。

每个患者之间存在个体差异。因此，不同的患者需采用不同类型的降糖药物。患者要在专科医生的指导下选择降糖药物。

降糖药物治疗方案一旦经医生拟定之后，就应长期坚持，定期复诊及调整，血糖控制好或进餐少时酌情减量。

在服用降压药的同时，需要定期监测血糖。

糖尿病尚可导致蛋白质、脂肪代谢异常。久病可引起多系统损害，导致心脏、脑、肾、眼底以及神经血管等的慢性进行性病变。因此，糖尿病患者需定期门诊复诊，一旦出现肢体麻木、头昏、步态不稳、胸痛及胸闷等症状，要及时就医，由医生来判断是否发生急性心脑血管危险事件，从而得到及时治疗。

注意防止低血糖事件的发生(特别是老年患者)。糖尿病患者在服药剂量过大、进食过少、运动量过大或饮酒等情况下，均有可能发生低血糖。一旦出现心慌、饥饿感、全身冷汗、乏力及面色苍白等症状，要意识到可能是低血糖反应，应立即进食，再来医院就诊，调整降糖治疗的方案。

● 哪些食物适宜？

南瓜：低糖、低热量，含有大量果胶，能延缓肠道对糖及脂质的吸收，对防治糖尿病有帮助。

山药：补脾胃、养肺、滋肾，不寒不燥，含黏蛋白、淀粉酶等。黏蛋白在体内水解为有滋养作用的蛋白质和碳水化合物；淀粉酶有将淀粉水解为葡萄糖的作用，对糖尿病有一定疗效。

苦瓜：性寒味苦，含有类似胰岛素的物质，有明显降血糖的作用。把苦瓜晒干，碾碎成粉，经常服用，对糖尿病有较好的辅助治疗作用。

黄瓜：是糖尿病患者的理想食物，含有丰富的维生素和酸性物质，能有效预防糖尿病的诸多并发症。

胡萝卜：健脾化滞，含胡萝卜素、维生素等多种成分以及一种无定形黄色成分。人体摄入后，有明显的降血糖作用。

番薯叶：含胰岛素成分，食之有益于防治糖尿病。

洋葱：含二硫化物，可提高血浆中胰岛素的浓度，能降血糖，软化血管，治疗糖尿病昏迷及动脉硬化。

魔芋：所含有的葡萄甘露聚糖相对分子质量大，黏性高，能延缓葡萄糖的吸收，有效地降低血糖，从而减轻胰岛负担；同时，魔芋还是一种低热能、高纤维素食物，它吸水性强，能增加饱腹感。因此，魔芋是糖尿病患者的理想食物。

蕹菜：又名空心菜，紫色蕹菜中含胰岛素样成分，可作为糖尿病患者的菜肴。

蘑菇：含有多种氨基酸及维生素。形体清瘦的糖尿病患者宜食之。

柚：又名文旦，其新鲜果汁含有胰岛素样成分，能降低血糖。

猪胰：以其补人体胰脏，能调整胰腺的功能，有类似胰岛素的作用。

黄鳝：体内有两种控制糖尿病的高效物质——黄鳝素A、黄鳝素B，这两种物质有显著的降血糖和调节血糖生理功能的作用。

鱼：荷兰国立公共卫生研究所的科学家们在调查中发现，常吃鱼的老人分解和利用糖的能力比不常吃鱼者强。丹麦科学家了解这一信息后直接用鱼肝油治疗糖尿病。一些糖尿病患者服用鱼肝油8周后，血压和血胆固醇含量均明显下降，继而抑制了糖尿病性心脏病的发生与发展。专家们认为，鱼肉与鱼肝中含有一种特殊的脂肪酸，它可提高人体组织细胞处理糖的能力，可协调与加强血糖与胰岛素分泌间的反射调节，并使其趋向正常化。因此，糖尿病患者应多吃鱼。

海带：海带咸寒，清热消痰，软坚散结，利尿，含褐藻酸钠，可使糖尿病患者对胰岛素的敏感性提高，空腹血糖下降，糖耐量得到改善。

2.高脂血症

●如何辨识？

高脂血症是指各种原因导致的血浆中胆固醇和甘油三酯水平升高。血浆中的脂质除胆固醇和甘油三酯外，还包括磷脂、糖脂、固醇和类固醇，广泛存在于人体各组织中，它们是生命细胞的基础代谢必需物质。当血脂过高时，可使胆固醇等物质沉积于大、中动脉管壁内，逐渐形成动脉粥样硬化。

血脂是血浆脂质的总称，包括一切属于脂肪的成分，但以胆固醇和甘油三酯为主体。饮食应酬频繁、高脂饮食不断者发生高脂血症的概率很高。

总胆固醇(TC)和甘油三酯(TG)测定结果：如TC＞5.17毫摩尔/升(200毫克/分升)或TG＞2.3毫摩尔/升(200毫克/分升)，即可诊断为高脂血症。

45岁以上肥胖者、高脂血症家族史者、经常参加应酬者及精神高度紧张者都属高脂血症高发人群，建议每年应检查一次血脂。

● 有哪些病症表现？

高脂血症分为原发性和继发性两大类。原发性高脂血症与遗传基因的缺陷或缺失有关；继发性高脂血症则由于饮酒、疾病(包括糖尿病、甲状腺功能减退及肾病等)所致。

根据程度不同，高脂血症的症状表现也不一，主要表现可有以下几个方面。

轻度高脂血症通常没有任何不舒服的感觉，但没有症状不等于血脂不高，定期检查血脂至关重要。

一般高脂血症的症状多表现为头晕、神疲乏力、失眠健忘、肢体麻木、胸闷及心悸等，还会与其他疾病的临床症状相混淆。有的患者血脂高但无症状，常常是在体检化验血液时发现高脂血症。另外，高脂血症常常伴随着体重超重与肥胖。

高脂血症较重时，患者会出现头晕、目眩、头痛、胸闷、气短、心慌、胸痛、乏力、口角歪斜、不能说话及肢体麻木等症状，最终导致冠心病、脑卒中(中风)等严重疾病，并出现相应表现。

长期血脂高、脂质在血管内皮沉积所引起的动脉粥样硬化，会引起冠心病和周围动脉疾病等，表现为心绞痛、心肌梗死、脑卒中和间歇性跛行。

高脂血症的主要危害是促使动脉硬化，同时还容易导致脂肪肝、肥胖、糖尿病等疾病。

● 怎样预防？

(1) 坚持体育锻炼。人体内的胆固醇是与脂蛋白结合在一起的。脂蛋白一般可分为高密度脂蛋白(HDL)和低密度脂蛋白(LDL)两类。低密度脂蛋白使胆固醇堆积在血管壁上，形成动脉粥样硬化斑块；而高密度脂蛋白能把动脉粥样硬化斑上的胆固醇转移走。在血管里，高密度脂蛋白和低密度脂蛋白对胆固醇有竞争作用。人体高密度脂蛋白含量多，就能够防止动脉粥样硬化。研究表明，喜欢体育锻炼的人血液中高密度脂蛋白含量就多。如果每日慢跑半小时，几个月后高密度脂蛋白就会比原来高10%以上。

(2) 注意饮食习惯。一是少吃甜食、点心、糖类及含糖量较高的水果，长期摄入糖量过多与高脂血症的发病率高有密切关系。由于摄入糖类过多而引起的高脂血症，医学上称为"糖致高脂血症"。二是少吃肥肉、蛋类及油炸品等富含胆固醇的食物，多吃富含多链不饱和脂肪酸的食物，如核桃、大豆油、玉米油、芝麻油等。医学研究表明，多链不饱和脂肪酸可促进肝内胆固醇氧化为胆酸而排出，且与胆固醇结合成酯而向血管外转移，又可形成磷脂而稳定脂蛋白分子，防止胆固醇及其酯化物沉积。三是不饮酒，晚饭不吃得过饱，平时不吃零食。

（3）控制饮食。高脂血症患者的饮食原则是"四低一高"，即低热量、低脂肪、低胆固醇、低糖和高纤维膳食。控制热量的摄入，每人每天的热量摄入应控制在294卡路里／千克体重以下。动物脂肪和胆固醇的摄入也应严格控制，每人每天不宜超过300毫克，尽量不吃或少吃动物内脏，蛋类每天不超过一个，应提倡吃含有花生油的植物油。宜多选用奶类、鱼类、豆类、瘦肉、海产品、蔬菜及水果等。每人每天食盐的摄入量应少于6克。

● 怎样进行按摩？

（1）按摩脚部反射区。脚部反射区按摩疗法使用简单，只要找准位置，自己或家人用手按摩就行了。

按摩部位：肾脏反射区、输尿管反射区、膀胱反射区及肾上腺反射区。

肾脏反射区位于脚底中央，部位比较深，除非人赤脚走在枯枝和石头上，平常的状况下这个部位毫无运动的可能。通过按摩使得肾脏的血液循环增加，变得更有效率。按摩后1～6周内，尿液的颜色变成黄色、黄褐色或红褐色，气味也暂时较恶臭。

按摩时间：每个反射区按摩5分钟。

可能发生的各种反应：强烈的刺激使器官发生短暂的反应，大部分反应在短时间内就消失了。记住：不用担心，不用放弃，应继续按摩。

注意：在足穴按摩时，要多喝开水，以使得因病而积聚在脚底的"毒素"随小便排出体外，从而达到治疗目的。按摩足穴如果找不到准确的区域，就以寻找压痛点为主，这些压痛点往往就是你要寻找的有效反应点。

适应证：适用于各种高脂血症患者，对于伴有高血压、肥胖症的患者也有良效。

（2）按摩涌泉穴。涌泉穴是足少阴肾经的井穴，它对于防治肾脏虚弱、高脂血症和动脉粥样硬化效果甚佳。

位置：首先，将足掌(不计脚趾)分为3份，在前1/3和后2/3的连线的中点；其次，足掌屈曲时，足掌心最凹陷处。

方法：坐位，每日早晚可将足心向上，找准位置，用两手姆指指腹分别推擦左、右脚的涌泉穴 60 次以上，力量由小到大，使涌泉穴有热感为止，如能坚持长久，必有良效。

适应证：适用于各型高脂血症，对于由于肾虚所导致的病症疗效更佳。

●怎样进行饮食调理？

长期的高脂血症容易引起动脉粥样硬化、冠心病、糖尿病、脂肪肝、黏液性水肿、视网膜炎和脑血栓形成等。高脂血症患者一定要下定决心注意日常生活中的饮食调理。

首先要控制热能平衡。成年人每天需要的热量约是 3000 卡路里；到 40 岁以后，每增加 10 岁，则所需热量依次分别递减 5%、10%、20% 和 30%。因此，老年人不能按年轻人的标准摄取热量。高胆固醇患者要避免进食富含胆固醇的食品，比如蛋黄、黄油、蚶肉、螃蟹及动物内脏等；炸鸡腿和牛肉三明治中所含胆固醇也很高，不宜多吃。每天要有选择地多吃有降脂作用的绿叶蔬菜、苦瓜、扁豆、洋葱、竹笋、紫菜、海带及豆腐等。柑橘、柚子、酸枣、刺梨、杨桃、橄榄及香蕉等水果能调整血脂代谢和延缓动脉硬化。

要建立良好的饮食习惯。要节制饮食，每餐不要吃得太饱，更不能大吃大喝。休闲时少吃零食，因为干果、果仁、瓜子等零食中含脂肪和热量很高；更不能吃糖果、奶油饼干和高甜小点心，以防止能量过剩。吃山楂对降血脂大有好处，山楂中的某些成分有降血脂和抗血栓作用。

甘油三酯显著偏高者在皮肤和黏膜上出现基部发红的黄色斑块。应降低脂肪的食用量(控制在每日 25~36 克)，宜低热量、高蛋白饮食，不要饮酒。当血中胆固醇水平升高(300~600 毫克／100 毫升)时，皮肤、肌腱、角膜上出现黄色脂肪沉积，这是一种常见的遗传性疾病。宜采取的措施是严格限制脂肪和胆固醇摄入，胆固醇摄入每天限制在 300 毫克以下，需要时还要降低体重、降低脂肪食用量，限制蔗糖、果糖和冰糖的食用量，忌食酒精和酒精制品。虽然植物油比荤油对人体更好，但是椰子油和花生油促使脂肪在动脉壁沉积，导致动脉粥样硬化，所以也要少吃。

食物中的某些难消化的纤维素能降低血脂水平。因为它们能和脂肪结合而随大便排出体外，并且还能抵抗脂肪类食品升高胆固醇的作用。

海产类食品(如海带、海菜、海蜇等)富含碘类矿物质，有助于阻止胆固醇在肠道内的吸收，减少胆固醇在血管壁的沉积。牡蛎、蚌、蛤、麸皮、面筋和青菜等富含锌；芦笋、蘑菇、洋葱、大蒜和虾等富含硒。它们都是高脂血症患者不可缺少的微量元素。

不良的饮食习惯还包括使用过重的调味品和快速进食。许多人依赖很重的调味品进食，如胡椒、辣椒、大蒜、芥末、糖、醋、香油、各种调味酱、酱油和味精等。调味品使食物可口，增加食欲，通常还会促进暴食。烤羊肉串的美味主要是由调味料引起的。很重的调味料还是很强的刺激物，对舌、食管、胃、肠和肛门造成刺激。快速进食也是造成脂肪过多的原因之一，因为吃得过快，不容易使饱感发挥作用，饱感延迟发生，因此吃了比需要量更多的食品。

要经常吃一些耐嚼的食品，做到细嚼慢咽。避免吃热量高、纤维少、不太需要嚼的食品，例如土豆色拉、肉汁、奶油蛋糕及嫩肉等，这些食品容易使人多吃。大多数深受群众欢迎的传统食品是高能量的。蔬菜一般热量较低，如甘蓝、圆白菜、白萝卜及胡萝卜等。但是不要将蔬菜煮得太烂。煮烂的蔬菜中，少量糖类的利用率也随之提高了，蔬菜的热量也提高了。

最重要的是改变饮食习惯。关键是要建立良好的习惯，并持之以恒。采用突然性节食的方法不会有很好的持久效果。有的人不管饿不饿，都习惯地随便吃东西，如与人交谈时、读报、看电视、情绪激动、高兴或寂寞时都在吃。要知道一把果仁的热量可顶一餐饭，例如杏仁、腰果、花生、瓜子、核桃及椰子肉等。每天的进食量要有所控制。要避免那些快餐小食品。不要做太多的菜，要一心一意用餐，要等所有的菜都做好然后才吃。聚餐时要有控制，不要让客人吃得很胀才算招待周到。

忌食用狗肉。狗肉是营养丰富的佳品，而且别有风味，但并非人人皆宜食用。高脂血症患者食用狗肉，其害非浅。因为高脂血症会导致动脉硬化、高血压，狗肉热性大，滋补性强，食用后会促使血压升高，所以高脂血症患者不宜吃狗肉。

不宜多食用鹌鹑蛋。据营养学家测定，鹌鹑蛋在各种食品中所含的胆固醇含量比例是最高的。每百克鹌鹑蛋内就含有 3640 毫克胆固醇；而豆制品、鸡蛋清和海参每百克内的胆固醇含量为零；其他食品中，每百克牛奶内的胆固醇含量为 13 毫克，瘦猪肉为 90 毫克，鸡蛋黄为 1163 毫克。也就是说鹌鹑蛋的胆固醇含量是牛奶的 280 倍，是瘦猪肉的 61 倍，是鸡蛋黄的 3.1 倍。人体内胆固醇升高易出现高脂血症，所以少吃鹌鹑蛋为宜。

忌喝咖啡。咖啡中含有咖啡因，可以使人精神振奋、消除疲劳、提高脑的活动能力、增进食欲、促进消化等。但是饮用不当，也会影响人的健康。高脂血症、高血压、心脏病等老年患者就不宜饮咖啡。经常喝咖啡的人，其血中胆固醇的含量升高。由高脂血症导致的心肌梗死患者中，不喝咖啡的占10%，而每天喝5~6杯咖啡的占48%，说明心血管病与喝咖啡有一定的关系。日本的研究也证明，喝咖啡的人，饭后2小时血中脂肪酸增加，这是由于咖啡有升高血脂的作用。

不宜多吃蛋黄。这是因为蛋黄中含有较多的胆固醇。人体内的胆固醇含量增高是造成高脂血症的原因之一。尤其40岁以上的人过多地食用含胆固醇高的动物性脂肪和蛋白，就会使血液中的胆固醇浓度增高，从而造成高脂血症和动脉硬化。鸡蛋黄的胆固醇含量很高，每100克蛋黄中含有1163毫克胆固醇，是动物性食品中含胆固醇较高的食品。所以高脂血症患者不宜多吃，每天食用蛋黄不能超过1个，以隔天吃1个或每周吃2次为宜。可多吃豆腐及其他豆制品。

忌吃螃蟹。螃蟹味道鲜美，但高脂血症患者吃螃蟹是不适宜的。因为螃蟹含胆固醇甚多（每百克蟹肉中含胆固醇235毫克，每百克蟹黄中含胆固醇460毫克）。

不宜食糖。我国人民的饮食结构是以米、面为主食的，米、面进入身体内就会转化成糖类。因此，正常的饮食中已可获得足够的糖，甚至超过人体需要量。这时，如果再在食物中加入食糖，或在正餐之外过多地吃甜食，如糖果、巧克力等，就会使得进入人体的糖量大大超过人体需要。过多的糖不能及时被消耗掉，便会转化成脂肪在体内堆积。久之，则使体重增加，血压升高，心肺负担加重。不仅如此，吃糖过多还可使血液中的甘油三酯急剧上升，造成高脂血症。

不宜多饮可乐饮料。可乐并不是每个人都能开怀畅饮的，尤其是高脂血症患者。这是因为可乐中含有咖啡因，成年人一次饮用3000毫升以上就会产生中毒症状。而且，大量的咖啡因会使冠状动脉痉挛。高脂血症患者本来血流运行不畅，血管壁增厚，弹性减弱。如果再发生血管痉挛，则可引起心肌的供血不足。

● 哪些食物有防治作用？

洋葱：降血脂效能与其所含的烯丙基二硫化物及少量硫氨基酸有关。这些物质属于配糖体，除降血脂外，还可预防动脉粥样硬化，对动脉血管有保护作用。

大蒜：降脂效能与大蒜内所含物质——蒜素有关。大蒜的这一有效成分有抗菌、抗肿瘤特性，能预防动脉粥样硬化、降低血糖和血脂等。

杏仁：不含胆固醇，仅含 7% 的饱和脂肪酸。高血脂患者每天吃 30 克杏仁，可替代含高饱和脂肪酸的食品。

菊花：有降低血脂功效和较平稳的降血压作用。老年人在绿茶中掺一点菊花，对心血管有很好的保健作用。

玉米：含有丰富的钙、镁、硒等物质以及卵磷脂、亚油酸、维生素E，均有降低血清胆固醇的作用。

大豆：含有丰富的不饱和脂肪酸、维生素E和磷脂。高胆固醇患者每天食用大豆蛋白质 60～100 克，约 90% 的人会好转或痊愈。

燕麦：含有极丰富的亚油酸，占全部不饱和脂肪酸的 35%～52%；维生素E含量也很丰富；而且燕麦中含有皂甙素，均有降低血浆胆固醇的作用。

牛奶：含有羟基、甲基戊二酸，能抑制人体内胆固醇合成酶的活性，从而抑制胆固醇的合成，降低血中胆固醇的含量。此外，牛奶中含有较多的钙，也可降低人体对胆固醇的吸收。

鸡蛋：含有卵磷脂，能使人体血中胆固醇和脂肪保持悬浮状态而不在血管壁沉积，从而有效降低血脂水平。建议每天吃一个鸡蛋为宜。

3. 痛 风

● *如何辨识？*

痛风出现的疼痛症状，来也匆匆，去也匆匆，来去如风。识别痛风主要的是认准两个字，一个是"痛"，另一个是"风"。

痛风的"痛"很有特点，发作之前没有什么征兆，一旦痛起来就非常厉害，可以说是关节病中最痛的一种。很多人半夜痛醒，感觉像刀割一样。这种疼痛对温度、触摸、震动极为敏感，只要周围的风微微流动，就会痛得更厉害；如果稍微活动关节，立即痛得哇哇大叫；不能碰到任何东西，连晚上睡觉都不能盖被子。

至于痛的部位，刚开始的时候只侵犯一个关节，大多数是脚趾关节；后来渐渐发展到全身关节，指、趾、腕、踝、膝关节都会发生疼痛。病变关节明显肿胀、充血、皮肤发红、按之发烫。有的人还有发麻、针刺感、灼热感及跳动感等。发病时，许多患者无法忍受，只有依靠药物暂时止痛。

"风"是形容来去迅速。痛风发作，多无先兆症状，常于夜间突然发作；但消退也快，一般会在数天或一周后自动消失。

● 有哪些症状表现？

痛风是一组以关节、肌肉、肌腱等组织红肿、疼痛、发炎、关节变形及坏死等为主要症状的综合性痹病。痛风病的形成与人们生活水平的提高密切相关。据统计，痛风患者数量较15年前增加了15~30倍。痛风在任何年龄都可以发生。痛风并不是单一疾病，而是一种综合征，是由体内一种嘌呤的物质代谢紊乱所引起的。临床特征为反复发作的急性关节炎，合并痛风结石，血尿酸浓度增高，关节畸形及肾脏病变等。

患者大多为30岁以上的男性，其男、女性别比例大约为20∶1。痛风患者半数以上有阳性家族史。体重超重会增加发展为高尿酸血症和痛风的风险，因为超重意味着有更多的人体组织会降解嘌呤而导致过量的尿酸产生。饮酒过量会引发高尿酸血症，因为摄入的酒精会干扰人体对尿酸的清除过程。食用过量的富含嘌呤食物可能导致痛风发生或加重痛风病情。有时候，与环境中的铅接触也能导致痛风。老年痛风患者的常见病因是肾功能不全或肾的清除代谢废物能力缺陷。

临床上，痛风分为原发性和继发性两类。前者与家族遗传有关，而后者往往有明确的原发性疾病，如肝、肾、心血管和造血系统等疾病，从而导致血尿酸升高。

● 有哪些发病特点？

痛风病程较长，可达10~20年或更长时间。早期可无症状，仅有高尿酸血症；急性发作期可表现为足趾（尤其是第一跖趾）红、肿、热、痛和功能障碍；其后可发展成多关节炎，包括上、下肢大关节的受累。

以下情况有助于本病的诊断：血尿酸浓度升高，男性0.15毫摩尔/升（或2.4毫克/分升）以上，女性在更年期前0.1毫摩尔/升（或1.6毫克/分升）以上，更年期后0.15毫摩尔/升（或2.4毫克/分升）以上；滑囊液中有白细胞吞噬尿酸结晶现象；关节腔积液穿刺或结节（痛风石）活检有大量尿酸盐结晶；秋水仙碱治疗有特效等。

● 促进尿酸排泄的方法？

（1）大量喝水。每日应该喝水2500~3000毫升，保证每天尿量有2000毫升左右，以促进尿酸排泄。为了防止夜间尿浓缩，可在睡前或半夜适当饮水。因为尿酸主要由尿液排出体外，当流汗量大、排尿量相对减少时，会影响尿酸排出，此时更应补充水分。

饮水当以普通开水、茶水、矿泉水、汽水和果汁等为宜。茶叶碱或咖啡因在体内代谢成甲基尿酸盐，不是尿酸盐，不沉积在痛风石里，不会生成痛风结石。最近，科学家们从茶叶中提取一种叫茶色素的物质，可以在短期内有效降低尿酸，促进关节炎症吸收，从而缓解痛风患者症状。因此，适量饮用茶水、咖啡对防治痛风有益。但要注意浓茶、浓咖啡有兴奋自主神经系统的作用，从这一角度来看，可能引起痛风发作，应当避免大量饮用。

（2）多食用碱性食物。碳水化合物可促进尿酸排出，患者可食用富含碳水化合物的米饭、馒头及面食等。含有较多钠、钾、钙及镁等元素的食物在体内氧化生成碱性氧化物。如蔬菜、马铃薯、甘薯及奶类等为碱性食物。如柑橘等水果经体内代谢后留下丰富的碱性元素钾，故亦为碱性食物。增加碱性食品摄取，可以降低血清和尿酸的酸度，甚至使尿液呈碱性，从而提高尿酸在尿中的可溶性。

（3）少吃火锅。许多人热衷于火锅的热辣美味，把杯举筷，痛快地吃喝，殊不知火锅里的海鲜、蘑菇、牛肉、羊肉等因为在汤液中持久地加热，嘌呤物质会大量地溶解于汤中，即使你吃火锅时已经注意到少吃或不吃荤菜，但喝汤同样会摄取大量嘌呤，足以引发痛风。

● 怎样运用按摩疗法？

按摩疗法具有疏通经络、活血止痛的作用，故能减轻或消除痛风的症状。方法是先用手掌根或小鱼际按揉脊柱两侧膀胱经路线，反复 3~4 次，再用拇指点按脾俞穴、肾俞穴各 1 分钟，手掌心擦腰骶部以透热为度。

拇指与其余四指相对，拿揉患部痛处 3~5 分钟，再根据痛处部位进行拇指点按穴位，如下肢取承山穴、委中穴、昆仑穴、太溪穴，上肢取曲池穴、手三里穴、阳池穴，每穴点按各 1 分钟。

● 如何做好饮食保健？

由于人体的嘌呤来源有两个，一是由体内细胞分解而来；二是由食物在体内代谢而来，所以饮食调理的目的就是要增强内生性尿酸的排泄，同时又要减少外生性尿酸盐的形成。饮食的调理应注意以下几个方面。

（1）限制总热量。一般痛风患者较肥胖，故应适当控制体重。每天总热量应较正常低 10%~15%，即为 1200~1500 千卡路里。脂肪能抑制尿酸盐的排出，因此也不宜摄入过多。糖量需适当限制，以降低机体的敏感性。

（2）限制嘌呤。正常成人每天进食嘌呤量约为600~1000毫克。但血尿酸浓度增高的患者，嘌呤进食量应减少。重症或急性期患者宜采用低嘌呤膳食，使嘌呤摄入量限制在每天150毫克以下。含嘌呤多的食物有肉汤、脑髓、内脏、鱼、肉以及菜花、菠菜、豆类（包括扁豆、豌豆、豇豆等）、龙须菜、芹菜、小红萝卜及蘑菇等。如需吃鱼、肉类食物，可先煮熟，弃掉肉汤食用，这样就可使鱼、肉中的一部分嘌呤进入汤内。

（3）限制蛋白质摄入。蛋白质在体内具有特殊动力作用，摄取过多时，可使内生性尿酸的形成增强，因此也要适当限制。一般每千克体重每天摄入的蛋白质不超过1克。病情严重时，每千克体重每天摄入的蛋白质应限制在0.8克以下。膳食应以植物中谷类蛋白为主，或配用含嘌呤少的鸡蛋、牛奶、乳酪等动物蛋白质食品。蛋黄因含胆固醇较多，故动脉硬化患者不能多吃。蛋清用量可不限制。

（4）增加维生素B和维生素C摄入。大量的维生素B和维生素C能促使组织内淤积的尿酸盐类溶解。尿酸在酸性环境中容易结晶析出，在碱性环境中容易溶解，因此膳食中应多采用碱性食物（如蔬菜、水果等）。

（5）限制刺激性的食物摄入。酒、浓茶、咖啡、醋以及葱、姜、蒜等辛辣调味品对神经系统有刺激作用，均应限制，以降低机体的敏感性。酒精不仅使体内乳酸堆积、抑制尿酸的排泄，而且还含大量嘌呤（如啤酒），最能诱发痛风性关节炎的急性发作，故要绝对禁忌。猪肉、牛肉、羊肉、火腿、香肠、鸡肉、鸭肉、鹅肉、兔肉、各种动物内脏（肝、肾、心）及骨髓等含嘌呤量高，应尽量不吃。鱼虾类、菠菜、豆类、蘑菇、香菇、香蕈及花生等也含有一定量嘌呤，要少吃。大多数蔬菜、水果、牛奶和奶制品、鸡蛋、米饭等可以吃。

● 哪些食物有防治作用？

百合：含有秋水仙碱等多种生物碱。而秋水仙碱制剂是临床治疗痛风的特效药，能显著改善关节炎症状。百合的水提取物能显著增加戊巴比妥钠的睡眠时间，并有利胆作用，有抑制痛风发作、减轻炎症和止痛的效果。

冬瓜：利水湿，有利尿排湿的功效。食用冬瓜后，能通过利尿作用祛除滞留在体内的水湿，适用于肥胖者减肥轻身及肾炎水肿、糖尿病、高血压、高脂血症者排毒健身。冬瓜含有丙醇二酸，后者能抑制糖类转化为脂肪，可以防止脂肪在体内堆积，收到消肥降脂的效果，肥胖、高脂血症者宜食用。

黄瓜：含有多量钾盐，具有加速血液新陈代谢、排泄体内多余盐分的作用。常食黄瓜对保持肌肉弹性和防止血管硬化有一定的作用。黄瓜中的细微纤维素还能够促进胃肠蠕动，加速体内腐败毒素的排泄，并能降低血中胆固醇水平。黄瓜具有一定的利尿功效，能促使潴留在体内组织间的过多液体的排出，不仅可以预防水中毒，而且还能使机体组织细胞不受毒素损害，维护机体组织细胞正常的生理功能，有益健康。

马齿苋：含有大量的去甲肾上腺素、钾盐、二羟基苯乙胺及维生素A、维生素B、维生素C、维生素P等，还含生物碱和蒽醌甙等。它有良好的抗菌作用，对痢疾杆菌、伤寒杆菌、大肠杆菌和常见致病性皮肤真菌均有抑制作用，可用于痢疾及各种炎症的辅助治疗。它的利水消肿、排除毒素作用十分显著，医书说它善解痈肿热毒。肾炎水肿、赤白带下、疮疡肿毒病症患者均宜食用。

空心菜：含有果胶，能加速体内有毒的有机物质排泄，其所含的木质素可使巨噬细胞吞噬细菌的活力提高2~4倍。它含有维生素A，能抑制某些致癌物的活性，其纤维素可增强肠蠕动。紫色的空心菜还有胰岛素样成分，可用于防治糖尿病。它还有降低血压和治疗因高血压引起的头痛的作用。它还有助于降脂，血脂高者宜多食用。

芦笋：是一种碱性食品。食用后，其中的碱性成分可中和体内的酸性物质。常食之可改变体内酸性环境，调节酸碱平衡，从而可避免和减轻酸性食物对人体的危害，对关节疼痛患者的调治有裨益。芦笋还含有清除异味物质的作用，可将摄入体内或积存于体内的许多毒芳香类物质清除出体外。芦笋中所含的天门冬酰胺还是一种有效的肾脏排毒清洁剂，具有清除肾脏结石的作用；同时芦笋还能降低肾小管的重吸收，具有利尿排毒作用。这也可有助于缓解关节疼痛。

4.甲状腺功能亢进症

● 如何辨识？

甲状腺功能亢进症，简称甲亢，是临床上常见的内分泌疾病，系甲状腺分泌甲状腺素过多所致，以机体内的氧化过程加速、代谢率增高为基本病变。临床上除情绪容易激动外，甲亢还有甲状腺肿大、食欲亢进、体重减轻、心动过速、怕热、出汗、手抖及突眼等症状。根据甲亢的临床特点，其属中医"瘿病""瘿气""消渴"等范畴。本病多见于女性，男女之比为1:(4～6)，各组年龄均可发病，但最多见于20～40岁人群。

●是怎样发生的？

甲状腺功能亢进症是由于甲状腺激素分泌过多导致的一组内分泌疾病。其曾被认为是因情志抑郁、精神过度紧张而导致神经功能紊乱，同时免疫系统功能也出现异常，因而诱发内分泌失调。目前研究表明，本病的发生主要与自身免疫、遗传以及精神刺激等因素有关。但详细情况尚未完全明了。中医认为，本病的发生与情志和体质有一定的关系。

情志因素：长期的精神抑郁或突然遭到剧烈的精神创伤，导致肝的疏泄功能失常而产生肝气郁结。气滞就不能运行津液，津聚而成痰，痰气交阻颈前，逐渐形成瘿肿。痰气搏结日久，气血运行不畅，气滞血瘀，痰瘀互结，则瘿肿且硬。肝气郁久化火，肝火旺盛而致生理功能亢进。

体质因素：素体阴虚，遇有气郁，极易化火，肝火旺盛，又易伤阴，从而产生病理变化而不易恢复。此外，女性发育、妊娠、授乳期间，在生理上均与肝经的气血有关，此时若肝经的气血失调，则容易引起气郁、肝火或气滞血瘀等病理变化。产后气阴不足，若有郁火，亦易伤阴。因此，本病在临床上常见于青、中年女性。

●怎样进行饮食调养？

甲亢患者的饮食要求高热量、高维生素和足量的糖类及蛋白质，以满足机体因代谢亢进而引起的消耗。

一方面，由于本病的氧化过程加速，代谢率增高，所消耗的热量就必然增多，因此需要补给足量的糖类。同时在大量甲状腺素的作用下，蛋白质的分解加速，肌肉组织多被逐渐消耗，为了防止体重进一步下降，就必须补充足够的蛋白质，一般每日每千克体重应不少于1.5克蛋白质。至于脂肪，因为甲状腺素也能促进脂肪代谢，所以饮食中可不加任何限制。另一方面，由于大量甲状腺素有利尿、排汗作用，可引起血钾过低而诱发周期性瘫痪及各种肌肉病，再者因代谢率增高，要适当补充维生素和钾盐，所以平时要多吃一些蔬菜、水果。

对甲亢患者来说，不论是主食还是副食品，在其症状尚未控制之前，都必须要比正常人有更多的供应。一般情况下也无需特殊忌口，只有在患者因肠蠕动增强而引起大便次数增多甚至腹泻时，才要慎用蔬菜和多纤维水果等，而维生素类可用药物补充。

甲亢患者由于消耗多、吃得多，为避免一次摄入食物的体积过大，有条件者最好在每日三餐之外再加 2~3 次点心，直到病情被控制、症状减轻，再逐步恢复正常饮食。

八、结缔组织病

1.红斑狼疮

● 如何辨识？

红斑狼疮是结缔组织病中最常见的一种疾病，是一种全身性慢性进行性、反复发作和缓解的自身免疫性疾病。红斑狼疮的发病率有逐年增高的趋势，我国人群中发病率约为 1‰。其好发于女性，尤其是育龄妇女，男女发病比例为 1:(7~9)，一般夏季较冬季严重。

● 是怎样发生的？

红斑狼疮病因复杂，多认为是在遗传素质的基础上加上其他因素(如病毒感染、内分泌及药物等)的影响而诱发的一种自身免疫性疾病。红斑狼疮有明显的遗传倾向，并受环境因素的影响。红斑狼疮家族的发病率明显高于正常群体；同卵孪生子的发病率高于异卵孪生子；黑色人种的发病率是一般群体的 3 倍。慢性病毒(如麻疹病毒、风疹病毒等)感染也可诱发红斑狼疮。日光中的紫外线能促发红斑狼疮的全身症状及皮肤症状，紫外线的照射可促进DNA转化为胸腺嘧啶二聚体，刺激机体产生全身性免疫反应。红斑狼疮好发于 18~45 岁的青壮年，并且女性最多见，说明雌激素与本病关系密切。红斑狼疮患者血清中雌激素与雄激素的比值显著高于普通人。经治疗缓解后，该比值也明显下降。雌激素类口服避孕药可诱发或加重狼疮样综合征。某些药物(如肼屈嗪、利舍平、苯妥英钠、保泰松及异烟肼等)可刺激机体产生自身抗体而诱发红斑狼疮。另外，红斑狼疮的发生与机体的自身免疫也有明显的关系。红斑狼疮的免疫现象包括多种自身抗体、T细胞功能损伤及对外源性抗原呈正常抗体反应等。

● 怎样进行饮食调理？

红斑狼疮是一种慢性消耗性疾病，往往伴有内脏(如心、肝、肺及肾等)损害。在日常饮食中，宜注意饮食营养全面。一般来讲，应行高蛋白、低脂肪、低糖、低盐饮食，具体标准依据病情不同而不同。在选用菜肴上，宜选用富含维生素、矿物质的食物，忌食辛辣刺激性食物；在菜肴制作上，宜少煎、炸、烤及烘，以免食物的营养成分丧失。

红斑狼疮患者在食物的选用上，应注意以下几点。①凡病症表现皮损为水肿性鲜红色斑片，有瘀点、瘀斑等，为热毒炽盛，属实证，宜选用有清热、解毒、凉血等泻实作用的食物，如苋菜、丝瓜、萝卜、芹菜及黄瓜等。②凡病症表现皮损为红斑、色淡、低热持续不退等，为阴虚火旺，宜选用具有滋阴降火作用的食物，如牡蛎、藕、白菜、鸭肉及蚌肉等。③凡病症表现为红斑色暗、伴瘀斑等，为气滞血瘀之证，宜选用有行气、活血、化瘀作用的食物，如茄子、油菜、河蟹及韭菜等。④凡病症表现为红斑不明显或无皮损，为气阴两虚，宜选用具有益气养阴作用的食物，如鳝鱼、淡菜、羊肉及猪肾等。

● 怎样防护？

目前，红斑狼疮尚不能根治，大多能控制与缓解，应尽量将其控制在没有内脏损害的早期阶段。红斑狼疮患者要注意预防和控制感染、劳累、房事等能使病情加重的诱发因素，尤其要及时有效地控制感染，阻断异常免疫反应的发生。

红斑狼疮患者还要避免日光暴晒及紫外线照射，特别要慎用某些诱发药物，以避免本病的发作。

红斑狼疮患者宜吃凉性食物。牛、羊、狗等温性食物可能诱发和加重病情。水果也宜选用生梨、西瓜及生藕等。

在病情未得到控制时，不宜妊娠。虽然患者在妊娠期的症状比平时有所减轻，但需密切注意分娩后病情的突然恶化。

红斑狼疮患者不要过分依赖激素。激素虽可控制急性症状，但会对人体各组织器官不可避免地产生许多不良影响。故在病情稳定后，在无感染诱发的前提下，要逐步减少激素的用量，直至完全撤除激素。

2.雷诺氏综合征

● 如何辨识？

雷诺氏综合征，又称肢端动脉痉挛症，系支配周围血管的交感神经功能紊乱所引起的肢端小动脉痉挛性疾病。临床表现特征为阵发性四肢肢端对称性的间歇发白、发绀、潮红，常伴有感觉异常及疼痛等症状，严重者可发生指、趾端溃疡，偶有坏死。

本病多发生于女性，男女比例约为 1∶10，发病年龄多在 20～30 岁。

● 临床表现如何?

雷诺氏综合征的确切病因未明，一般认为是由于交感神经活动亢进，使末梢血管痉挛性收缩，引起局部缺血所致；也有人认为是指、趾小动脉对低温反应过敏或与某些神经体液因素有关。

雷诺氏综合征起病缓慢，一般在受寒后，尤其在手指接触低温后及情绪激动后发作。发作时，手指皮肤颜色变白，继而发绀，常先从指尖开始，以后波及整个手指，甚至手掌。伴有局部冷、麻、针刺样疼痛或其他异常感觉，而腕部脉搏正常。发作持续数分钟后可自行缓解，皮肤转为潮红而伴有烧灼感、刺痛感，然后转为正常色泽。

● 如何做好防护?

避免各种诱发因素。冬季注意保暖，防止四肢局部暴露于寒冷的环境中，保持病室温度；避免创伤；鼓励戒烟；避免刺激性饮食；避免精神紧张及情绪激动；可用温水浸泡，多作按摩锻炼。

● 怎样选用外治法?

外治法可刺激神经和血管，引起患处皮肤和血管的扩张，促进局部和全身的血液和淋巴循环，起到疏通经络、调和气血、祛风除湿、温经散寒、消肿止痛、祛瘀生新等协同作用。外治法被证明是治疗本病的有效方法之一。

(1)熏洗法。处方 1：艾叶 10 克，川椒、红花各 5 克。上药水煎，趁热熏洗患处，功能温经逐寒，通络止痛。处方 2：川草乌、细辛、三棱各25 克，透骨草、肉桂、红花、苏木、桃仁各 50 克。每日煎汤，先熏后洗，至水温将凉时为止。处方 3：透骨草、延胡索、当归、姜黄、川椒、海桐皮、威灵仙、川牛膝、乳香、没药、羌活、白芷、苏木、五加皮、红花、土茯苓各 10 克。上药煎汤，先熏后洗，每次共 20 分钟，每日 1 剂，每日1 次，10～15 日为 1 个疗程。

(2)湿敷法。处方：透骨草 30 克，当归、赤芍、川椒、苏木各 15 克，生南星、生半夏、川牛膝、白芷、海桐皮、甘草各 9 克。上药浓煎至 200

毫升,趁热将纱布浸透后湿敷患处,每日1剂,每日2次,每次1~2小时,15~30日为1个疗程。

(3)浸洗法。处方:水蛭、地龙各30克,桃仁、苏木、红花、血竭、乳香、没药各10克,川牛膝、附子各15克,桂枝20克,甘草45克。上药水煎取液,倒入桶内浸洗,每日1~2次,每日1剂,每次30分钟,15日为1个疗程。

(4)薄贴法。处方1:大黄(或黄芩)500克。将大黄(或黄芩)熬成浓汁,用凡士林调成膏,加纱布条,经高压蒸汽灭菌后,外敷患处,每日换药1次。处方2:当归60克,白芷15克,甘草36克,紫草6克,血竭12克,白蜡50克,香油500克。将前四味放入香油内浸泡5天,再煎,过滤去渣,继加热熬油,至滴水成珠,再把血竭、白蜡放入油内溶化,搅拌成膏,加纱布条,经高压蒸汽灭菌后,外敷患处,每日或隔日换药1次。

(5)扑粉法。处方:乳香、没药各6克,煅石膏12克,珍珠粉1克,血竭9克,冰片3克。上药共研细末,扑于患处,每日1~2次。

● 怎样运用按摩?

按摩疗法疏通血脉,能有效地改善肢体末端的血液循环,故对雷诺氏综合征有较好的治疗作用。

一手张掌拍打另侧上肢及手掌,从内至外,从下至上,然后换另一侧,如此反复拍打3~5分钟。

一手掌面用力搓另侧上肢及手掌,从下至上,然后换另一侧,如此反复搓2~3分钟。

一手拇指按揉另侧上肢及手掌,从内至外,从下至上,然后换另一侧,如此反复按揉1~2分钟。

九、风湿性疾病

1.风湿性关节炎

● 有哪些症状特征?

风湿性关节炎的主要表现特点是心肌炎、关节炎、舞蹈病、皮下小结和环形红斑;其次有关节疼痛、发热、风湿性心肌炎和既往病史。

大多数患者有较明显受风寒湿侵犯而急骤发病的病史，发病前1~3周患有咽峡炎、扁桃体炎等上呼吸道感染。

全身表现有周身乏力、食欲减退、烦躁、发热(大部分有高热或中热)、出汗及体重减轻等。

关节表现为游走性、多发性关节炎。由一个关节转移到另一个关节，常对称累及膝、踝、髋、肩、肘及腕等大关节。局部出现红、肿、热、痛等，炎症表现(但非化脓性)。关节功能多因肿痛而受限。有时关节腔伴有渗出液(出现关节积液)，在渗出液中含有大量中性分叶核粒细胞。但细菌检查为阴性。

部分患者几个关节同时受累，有时手足小关节亦受波及，儿童关节炎症状多轻微或仅一两个关节受累，成年则比较显著。

实验室检查发现：心电图P-R间期延长，白细胞计数升高，血沉加快，C蛋白反应阳性。

● 如何读懂血液化验单?

当有关节或肌肉疼痛而到医院诊治时，一般医生经过询问病史后会开一张血液化验单。检查结果对风湿性关节炎的诊断有一定的实用价值和意义，同时对观察疗效、判断预后起到一定的作用。

(1) 抗链球菌溶血素"O"。被A族溶血性链球菌感染后1周，患者血清中即可产生一定量的抗链球菌溶血素"O"抗体(ASO)；约3~4周时，ASO达到高峰，可持续较长时间。抗链"O"滴度在1:600以上者为阳性，提示患者近期患有链球菌感染。

类风湿性关节炎患者的ASO不升高，所以ASO测定多被用于风湿性关节炎与类风湿性关节炎的鉴别诊断。

但是，链球菌感染可致多种疾病，如急性扁桃体炎、急性肾小球肾炎均会有ASO升高，所以不能见ASO升高就认为患了风湿性关节炎。

(2) 红细胞沉降率，简称血沉。血沉增快是由于血浆中大而不对称的分子(如纤维蛋白、球蛋白及γ球蛋白等)增加，这些蛋白分子可促进红细胞形成缗钱状，从而加速红细胞的沉降。血沉的升降与风湿活动度相一致，也可作为有效的诊断指标。风湿活动度低时，血沉速率为20~40毫米/小时；活动度中等时，血沉速率为40~80毫米/小时；活动度高时，血沉速率高于80毫米/小时。

(3) C反应蛋白。C反应蛋白是指在某些疾病中(特别是在急性期)出现在患者血清中的一种异常球蛋白，因为它能与肺炎球菌的 C 多糖体起沉淀反应，故称为 C 反应蛋白。

C 反应蛋白是细菌感染和严重组织损伤的一项诊断指标，常用于判定炎症性质及观察病情活动情况。C 反应蛋白在风湿性关节炎、类风湿性关节炎、系统性红斑狼疮、感染活动期及心肌梗死、创伤、手术后等可呈阳性反应；静止或恢复期消失。

C 反应蛋白的正常指数是 < 8 毫克／升。风湿性关节炎急性期的 C 反应蛋白在 30 毫克／升（30 微克／毫升）以上；病情缓解后，C 反应蛋白水平会渐渐恢复。

● 如何预防?

对于风湿性关节炎，治疗是一方面，但更重要的是采取相应的措施来减少该病的发生。及时杀灭链球菌，有助于缓解和控制关节疼痛及其他伴随病症。应早期观察是否存在心肌炎，并加以处理。

注意环境卫生，居室宜通风通气良好、防潮、保暖，对人口比较集中的场所（如幼儿园、小学）尤需注意，以避免链球菌的传播。

要加强体育锻炼，提高抗病能力。

应积极治疗流行期的咽喉部链球菌感染。

对风湿性关节炎发作或流行区应及时采取预防措施。对 5 岁以上有发热、咽喉炎等症状而拟诊上呼吸道链球菌感染的患者，给予青霉素或其他有效抗生素，以 10 天为 1 个疗程，或用长效青霉素。青霉素过敏者，可口服红霉素或其他抗生素。年幼患者凡有高度易感染因素、风湿性关节炎多次复发及出现瓣膜病，其预防用药时间应延长。局部病灶可采用药物喷喉和理疗法。慢性化脓性扁桃体炎内科治疗无效，将成为一个局部藏菌的病灶，可以考虑手术摘除。

还要注意气候、环境对发病的影响。许多慢性风湿性关节炎患者对气候变化敏感，故有"天气预报表"或"气象台"之称。当阴天、下雨或刚转晴天及寒冷、潮湿或玩水及受冻，尤其生冻疮时，关节肿胀及疼痛均可加重。在太阳黑子活动、天气突变、温差大、湿度高和冷风伴有大风时更为明显。这是由于风湿病患者关节及其周围血管神经功能不全，血管舒缩缓慢且不充分，皮温升降迟缓。潮湿时，湿度增高的刺激致使关节神经的敏感性增加。同时，寒冷使血流缓慢，血中和滑膜内的纤维蛋白原增多，血内肾上腺素含量升高，甚至形成暂时性血栓，加上温度降低时血内冷球蛋白凝聚及滑液内透明质酸含量增多，致使滑液黏度增高，加大了关节活动时的阻力，从而使关节疼痛加重。所以要特别注意防止寒湿的侵入。

● 扁桃体必须切除吗？

扁桃体炎和风湿性关节炎都与人体感染 A 族溶血性链球菌相关，而急性扁桃体炎炎症不控制，多会引起关节急性炎症。因此，普遍认为扁桃体炎是致风湿性关节炎的一个重要因素。切除反复发生炎症的扁桃体有益于风湿性关节炎的防治。

扁桃体是否一定要切除，可参照《耳鼻喉科学》（人民卫生出版社，2007 年版）：不明原因的发热及扁桃体源性疾病、急性肾炎的早期、并发风湿性心脏病、慢性扁桃体炎的风湿性关节炎，均可考虑扁桃体切除手术。

根据临床经验，风湿性关节炎反复发作，并伴有心、肾及眼损害者、长期发热伴关节炎者、急性扁桃体炎反复发作、过度肥大而影响吞咽及发音，经长期应用抗生素而不能控制扁桃体炎，以及血沉、抗"O"持续升高者，可考虑作手术切除。

● 如何进行功能锻炼？

适当的运动能增强关节的灵活性，对缓解病情有一定作用。但风湿性关节炎患者不宜参加过于剧烈的运动，应选择比较简单而又不受季节、场所限制的运动项目，包括散步、打太极拳等。

倾仰运动：两脚平行站立，两手叉腰，上身先前倾，再向后仰，每次 20~30 下，早晚各 1 次。

绕环运动：两脚平行站立，挺胸，两臂经胸前交叉，由上至下向外绕环，绕上时吸气，绕下时呼气，每次 20~30 分钟，每日 2 次。

耸肩运动：两脚平行站立，两手侧平举或自然下垂两侧，两肩尽量上耸，然后尽量下放，反复 20~30 次，每日 2 次。

扩胸运动：两脚平行站立，两手臂上抬与肩平，两手掌尽量向两旁展开，再在胸前合拢，如此反复锻炼 20~30 次。

摸墙运动：身体面向墙壁，两手举起向最高处摸墙，摸后放下，如此反复锻炼 20~30 次。

胸膝运动：身体前俯，跪在床上，弯腰，前臂屈曲贴在床上，使胸部尽量向下压床，然后抬起胸来向后压，如此反复 20~30 次。

●如何进行饮食调养？

风湿性关节炎患者的饮食宜清淡、富含营养且易消化，勿过甜、过咸，尤其饮食过咸容易引起水钠潴留而加重关节肿胀。多吃豆制品和蛋白质含量高的精瘦肉，应多吃新鲜蔬菜和维生素含量高的水果，如梨、橘子、枇杷、无花果及苹果等。这些食物无上火之弊，对增强患者体质有利。

风湿性关节炎患者饮食宜温热，尽量不饮冷饮。

2.类风湿性关节炎

●如何辨识？

类风湿性关节炎是一种以关节病变为主的慢性全身性自身免疫性疾病。其临床特征为小关节疼痛、肿胀和晨僵。晚期则发展为关节畸形僵硬、形体瘦削，严重者丧失劳动能力或生活不能自理，甚至终身残废。

本病初起多以小关节呈对称性疼痛肿胀，多发于指关节或背脊，晨僵，活动不利。

其起病缓慢，反复迁延不愈，逐渐形体消瘦，常因感受风寒湿邪而反复发作。

病久后，受累关节呈梭形肿胀，压痛拒按，活动时疼痛。后期关节变形僵直，表面光滑，周围肌肉萎缩。少数病例有皮下结节。

血查类风湿因子阳性，发作期血沉可增快。X线摄片可见骨质疏松改变，或关节骨面侵蚀呈半脱位或脱位，以及骨性强直、关节面融合等。

●是怎样引起的？

促发因素：如细菌感染、支原体感染、病毒感染等均可能引起类风湿性关节炎。

遗传因素：家族调查结果表明，类风湿性关节炎患者家族中，类风湿性关节炎的发病率比健康人群高 2～10 倍。

免疫反应：类风湿性关节炎的发生与自身免疫反应有关，类风湿性关节炎的滑膜及其附近组织有淋巴细胞和浆细胞浸润。多数类风湿性关节炎患者血清中存在类风湿因子。

内分泌：酶与物质代谢异常均可能导致类风湿性关节炎。

其他：气候、环境、体质、血型等因素均与类风湿性关节炎的发病有关。

●为什么女性更易得病?

类风湿性关节炎患者多数为女性,根据流行病学调查,男女患病的比率为2:8,就是说10个类风湿性关节炎患者中就有8个是女性。女性多发类风湿性关节炎可能与以下几个因素有关。

(1)据 Gersesc M等研究,女性的X染色体多于男性,这是女性比男性更易患类风湿性关节炎的原因之一。

(2)动物实验显示,雌鼠对关节炎的敏感性高,雄鼠对关节炎的敏感性要比雌鼠低。雄鼠经阉割或用9-雌二醇处理后,其发生关节炎的情况与雌鼠一样。这说明雌激素水平影响类风湿性关节炎的发病。临床观察可知,患类风湿性关节炎的妇女于月经期或妊娠2~3个月后,症状可缓解;月经过后及产后,其关节疾病又加重;没有生育过的妇女患类风湿性关节炎的发生率比多产妇及绝经期妇女高。这些现象都证明,雌激素水平直接影响类风湿性关节炎的发病。

(3)风、寒、湿邪是类风湿性关节炎发病的重要诱因。女性由于主妇的地位,多洗刷接触水湿,这也是女性多发类风湿性关节炎的原因之一。

●如何做好防护?

起居有常,关节疼痛剧烈并有发热者应注意卧床休息。

避免寒冷、潮湿、感染、外伤及精神刺激等诱发因素。

注意保暖,提防冻伤,不要贪凉露宿、睡卧当风,避免暴雨浇淋、水中作业、出汗后进入水中。

配合热敷、理疗、按摩。

多游泳,游泳可减轻大关节的负重,减少关节由于过度锻炼而造成的损伤。

多打太极拳,可减轻肌肉萎缩、延迟关节的僵硬和畸形。

●如何进行功能锻炼?

类风湿性关节炎患者在急性期要减少活动,适当休息,以防止关节炎加重或恶化,以助于炎症的吸收和消退。尽量保持肌肉松弛,避免肌肉挛缩,尽可能让患者自己变换肢体位置,避免猛力搬动患者。当炎症和疼痛减轻后,患者应尽量做一些不会使关节肿痛加重的活动,以增强肌力,防止关节挛缩、强直和肌肉失用性萎缩。活动量由小到大,逐渐增加。活动时间由短到长,次数由少渐多。若头一天活动肿痛或僵硬加重,翌日晨僵仍不消失并出现疲乏无力，说明运动量过大或方式不当，应暂停运动锻炼，1～2天后再试进行锻炼。

类风湿性关节炎患者在缓解期和亚急性期应尽可能早期开始关节功能锻炼，这对避免因关节破坏、融合而迅速强直导致的残疾是有益的。如果惧怕疼痛而不能坚持关节功能锻炼，有时需要忍痛和服止痛药进行；如关节活动受限也可由他人帮助进行适当的被动运动。患者要坚持关节功能锻炼，但小儿应禁止做猛烈的碰撞性和易摔倒的体育活动。家庭设施，如住房、台阶、栏杆、桌椅、床和被褥(包括电热褥和热炕)、生活用品、餐具和厨房用具、门把及厕所等，均要以方便患者的活动为原则，尽力为患者设置良好舒适的生活环境。

类风湿性关节炎患者进行体育锻炼时可以根据个人条件，选择练太极拳、散步、慢跑及医疗体操等。其中，医疗体操主要要求为各关节部位进行徒手和悬挂位下的活动，比较适合类风湿性关节炎患者。

转颈：站位，两脚分开站立与肩宽，微屈膝，身体保持正直；自然呼吸，注意力集中于颈部运动。颈先向左旋转，转到最大限度后抬头到最大限度。如法再做右侧。动作要慢，幅度要达到尽可能大，最后争取再大一些。各方向各做30～50次。

攒拳：站位，先两臂前平举，掌心向下，各指尽量分开；然后两手握拳，拳心向上，屈肘于体侧，再用力向前打出；随后松拳，掌心向下，各指尽量分开。反复做30～50次。

挺胸：站位，头略后伸，胸部尽量挺起，同时两上臂稍外展并尽力后伸，背部肌肉用力挟紧，使更能用力挺胸。挺胸时吸气，还原时呼气。动作要缓慢，呼吸要深长，要用腹式呼吸，挺胸要达到最大幅度。重复30～50次。

伸腰：站位，两手托腰，尽量做腰后伸动作，包括髋关节活动。动作要慢，幅度要渐大。后伸时吸气，还原时呼气。重复10～20次。

旋转：站位，两手叉腰，两脚分开与肩宽，脚不移动。把上身先向左旋转，一转一回做3次，旋转幅度要求一次比一次大。然后再做右侧动作。重复10～20次。

转膝：站位，两脚靠拢，微屈膝，两手扶膝盖处，使膝绕环转动，先左后右，各转动30～50次。

● 如何进行精神调养？

类风湿性关节炎患者的早期症状多不严重，尚未对生活和工作造成影响，故不被重视，不能及时得到治疗，结果使病情发展，关节逐渐变形或强直，等到确诊，多已失去早期治疗的机会。

同时，类风湿性关节炎目前还没有特效的治疗手段及方法，短期或长期的治疗达不到根治，从而使患者失去信心，产生消极态度甚至厌倦情绪。

各种治疗药物服用久了会产生副作用及毒性。有些药物（如雷公藤）会造成内分泌功能紊乱，导致性功能下降。加上病变引起关节畸形，使正常的体貌发生变化，从而使患者产生恐惧心理；家庭也因烦琐的治疗和沉重的经济负担而畏难；患者与家庭成员产生紧张情绪，易怒而发生争吵，甚至造成家庭破裂。

有些医疗单位及江湖骗子为了经济效益，以广告作各种宣传，以包治包好为饵达到骗钱目的。患者求医心切，听到哪里能治，则不惜长途跋涉，费时耗资前去治疗，结果试方试药，以致上当受骗，延误病情，最终失去治疗信心。

总之，家庭、朋友、医务人员必须做患者的朋友，鼓励他们树立起与疾病作斗争的信心，引导他们接受规范治疗，争取早日康复。

● 如何进行饮食调养？

类风湿性关节炎患者饮食无需特殊，但宜供给富含维生素的食物。蛋白质、糖和盐量不要过多，因它们能增加患者的敏感性而使关节疼痛加重。有贫血时，增加含铁食物；明显贫血时，须加服富含营养的食物，但如趋向肥胖则要适当限制热量的供应。

类风湿性关节炎患者宜控制高脂肪食物的摄入，因为脂肪在体内氧化过程中能产生一种酮体，过多的酮体对关节有较强的刺激作用。据报道，有的类风湿性关节炎患者每天吃脂肪膳食（如肥肉、油炸食物等），结果关节肿痛症状明显加重，甚至出现关节肿胀、强直、活动障碍等；当停止吃高脂肪膳食后，症状又很快缓解或消失。

此外，类风湿性关节炎多属风、寒、湿邪侵犯，故平时可多吃生姜（祛寒）、薏仁（祛湿）及胡椒粉（祛风湿）等。

3.强直性脊柱炎

● 如何辨识？

强直性脊柱炎是一种病因未明的常见关节疾病，以侵犯脊柱为主，并常波及其他关节及内脏，可造成畸形及残疾，是一种严重危害人类身体健康的疾病。它被认为是以骶髂关节和脊柱慢性炎症为主，可累及内脏及其他组织的一种周身性风湿病。

强直性脊柱炎的临床表现主要有脊柱表现、脊柱以外的关节炎、呼吸及全身症状等。其特征性病理改变是肌腱炎、韧带附着点发炎。其特点为几乎全部累及骶髂关节，常发生椎间盘纤维环及其附近韧带钙化和骨性强直。

本病多发于 20~40 岁的男性，男女之比为 10∶1，多为隐袭性、逐渐进展性起病。最初症状多为腰骶部疼痛、僵硬或坐骨神经痛。随着病情的进展，疼痛由间歇性转为持续性，病变部位也向胸椎、颈椎或其他关节发展。部分患者可有心脏、肾脏、眼或其他关节外的损害，同时还可有周身不适、乏力、食欲缺乏、消瘦及低热等全身症状。

● 脊柱表现有哪些？

强直性脊柱炎主要为脊椎病变，先为腰椎和骶髂关节受累，患者感到腰骶部开始僵硬、疼痛和不适。疼痛还可放射到一侧或两侧臀部、大腿、小腿后外侧，表现为坐骨神经痛。在腰骶部疼痛的同时，活动明显受限。查体可见骶髂关节及腰椎、椎旁肌都有压痛或叩痛。椎旁肌痉挛，腰椎生理曲度消失。"4"字试验阳性，此项检查对强直性脊柱炎早期诊断很有帮助。

脊柱炎向上发展，可波及胸椎和颈椎。胸椎受累患者感到胸背痛、胸肋关节痛、胸廓扩张运动受限，呼吸时腹部活动度加大，而胸廓活动度明显减小，剧烈运动时会有呼吸困难。病情逐渐发展，可出现驼背畸形。颈椎受累表现为颈部疼痛，活动受限，肩、臂、手放射性疼痛和麻木，最后可致颈椎强直，各方向活动均受限，转颈时需连同身体一起转动。脊柱炎有上行性和下行性两种。多数为上行性脊柱炎，由腰骶椎开始，向上发展到胸椎、颈椎。少数为下行性脊柱炎，表现为胸椎先受累，向下发展到腰椎和骶髋关节，本型多见于女性患者。

脊柱炎对脊柱功能的影响，早期表现为脊柱后伸明显受限，晚期表现为各方面活动均受限。病情发展到后期，脊柱关节均已强直固定。当 X 线检查呈竹节样变时，疼痛将明显减轻。此时，患者的主要痛苦为活动受限与关节僵硬。

● **脊柱以外的关节炎症状有哪些？**

脊柱以外的各关节均可受累，但以大关节不对称受累为特点，下肢关节多于上肢关节。关节疼痛、肿胀，关节周围纤维化，最后发展至关节强直。不少患者髋、膝关节屈曲强直，再加上颈椎屈曲和驼背畸形，使患者呈现一种固定的特殊姿态，称为"乞讨姿势"。

当病变侵及肋椎关节时，除胸痛外，常主诉呼吸不畅及扩胸受限，尤以平卧后为甚，渐而完全依靠腹式呼吸。

患者可有全身倦怠、乏力、低热、食欲缺乏、贫血、多汗、呼吸急促及心搏较快等全身症状。

● **如何注意合理休息？**

强直性脊柱炎急性发作期应卧床休息，以减少体力消耗，减轻疼痛，延缓关节破坏。除病情严重者外，大多数患者并不需要完全、长期的休息。

要特别注意起居坐卧。要保持良好的工作体位。站立时，应尽量挺胸收腹。

睡眠时忌用高枕。卧木板床有助于缓解腰痛，防止屈曲状体位。宜采用俯卧的姿势睡觉，以预防驼背及髋、膝关节屈曲畸形。对畸形发展较快者，应选用胸、背、腰支架进行外固定，必要时可使用有衬垫的石膏背心。对中度和严重畸形者，当在其关节突关节及各韧带尚未骨化之前，经俯卧位或仰卧位未矫正时，可考虑用下肢牵引或骨盆牵引矫正。有的患者通过大重量牵引可望将大部分的畸形矫正。

慢性期间以短期休息及从事轻工作为宜。

● **如何做好防护？**

本病有自然缓解和复发相交替。因其病情发展缓慢、持续，如不能控制，一般经过10~20年，会发展为脊柱强直。约85%的患者预后较好；65%的患者经过恰当治疗，能坚持正常生活和工作；有少数患者病情重笃，畸形严重，可造成残疾。但除非伴有并发症，通常很少有死亡情况。

一些人有腰脊疼痛或被诊断为强直性脊柱炎后，心情十分沮丧。因此，要让患者了解病情，知道病情发展的趋势，既不能急于求成，也不必恐慌失措，要解除其精神压力，树立战胜疾病的信心。

要注意关节的保暖，避免风寒湿邪的侵袭，及时有效地控制病灶感染，阻断不正常免疫反应的发生。

多晒太阳，以缓解疼痛，使痉挛的肌肉放松；还要防止房事过劳；应适当休息，主动运动，纠正不良姿势，坚持活动及各种锻炼，以免关节强直及肌肉萎缩。

● 如何注意日常保健？

强直性脊柱炎患者久病后，往往伴有不同程度的脊柱活动障碍或畸形。因此，除药物治疗外，功能锻炼具有较好的作用，可提高患者的抗病能力，加强呼吸功能，保持和发展肢体各关节的活动功能，预防和纠正关节畸形及功能障碍。但要提倡自身的功能运动，避免被动运动，且要持之以恒。

在日常生活中要做训练，要保持生理姿势：站立时，挺胸、收腹或两手叉腰，避免懒散松弛的佝偻驼背姿势；坐时，要挺直腰板；在写字时，椅子要低，桌子要高；睡卧时，要卧硬板床，忌用高枕，要经常变换姿势，即使有轻度畸形者，经常俯卧则畸形也能得到纠正。

对卧床患者，应鼓励其参加日常活动和工作，每日按时进行体育锻炼，加强脊柱旁肌肉功能，以维持直立姿势。要适当活动各关节，定期做扩胸运动、挺直躯干运动及深呼吸运动。

要采取综合治疗措施，积极治疗，并配合物理治疗和运动锻炼。理疗的方法很多，运动量选择适宜者，每天1次，15～20次为一个疗程，既可缓解肌肉痉挛和疼痛，又能扩张血管，改善局部血液循环。另外，按摩也有同样效果，且可缓解肌肉关节囊和韧带的黏连，预防或纠正早期轻度畸形。

● 如何进行运动锻炼？

飞燕式：俯卧于木板上，双手置于臀部上方，然后仰挺胸，双下肢直腿后伸。

四点式：仰卧，双下肢呈屈曲状置于床上，然后用双手撑起，挺胸，头部抬离床面，人体呈弓状。应每日坚持锻炼，开始时次数不宜过多，以后逐渐增加，每天不少于3次，每次做30～50下，矫正不良体位。

按摩腰部：两手在腰部按摩，重点刺激第2腰椎棘突下旁开1.5寸处的肾俞穴，连做3分钟；两手在腰部按摩，重点刺激第2腰椎棘突下的命门穴和第4腰椎棘突下凹陷中的腰阳关穴，连做3分钟。此法对腰肾保健有很好的作用。

运动壮腰法：端坐床沿，或盘腿或垂腿于地，将双手搓热，紧按腰眼，反复摩揉3分钟。改用立正姿势，双脚分开，与肩同宽，弯腰下俯，让两手指尖或掌心尽量着地，一起一俯，连做21次。保持立正姿势，双手叉腰，扭动臀部，缓缓旋转腰部，先按顺时针方向旋转21次，再按逆时针方向旋转21次。此法有温肾强腰的作用，可以松弛腰部肌肉，帮助缓解强直性脊柱炎的腰部僵硬症状。

以上四式，可先取一式锻炼，逐步增加，熟练后可四式连着做，坚持练习，能收到壮腰健身的效果，有助于强直性脊柱炎患者的康复。

4.骨质疏松症

● 如何辨识？

骨质疏松症是指由多种因素所致的全身骨量减少，骨组织的显微结构发生改变，骨折危险率增加，以腰背部疼痛、驼背、骨折等为临床主要特征的一种疾病。女性多见于绝经期后，男性在55岁以后；女性发病比男性多见。

● 是怎么发生的？

骨质疏松症是一种骨骼疾病。与一般人的认识相反，骨骼不是一种无生命的结构，而是一种活的、不断成长的组织。

我们可以把骨骼设想成是一个"银行账户"，在这个"账户"中"存入"和"提取"骨组织。在儿童期、青春期和成年不久，新骨组织生成的速度要比老骨组织流失的速度快，结果骨骼就不断成长，骨组织变得越来越密集、强壮。一个人骨骼所能达到的最大的骨密度和强度，称为骨量峰值。人体一般会在20~30岁达到骨量峰值。过了30岁，骨组织的流失快于骨组织的更新，也就是骨骼"银行账户"中"提取"的数目超过了"存入"的数目。当骨组织流失得太快而更新太慢时，骨骼就会变得脆弱，有可能引发骨质疏松症。

妇女通常在45~55岁绝经，这时骨质流失的速度非常快。在这个时期，女性的骨质流失远远高于男性。绝经期后，骨质流失加速是因为卵巢分泌的雌激素减少，而性激素对骨骼具有保护作用。

65岁以后，男性和女性的骨质流失速率基本相同。虽然男性并没有类似女性绝经期的生理变化，但是男性睾丸激素分泌量的降低也会导致骨量的减少及骨折。

许多因素会影响骨骼的正常生长和变化。当人开始变老，骨质流失是很自然的。但是若发展成骨质疏松症，遭受痛苦的骨折及身高的显著变矮，就不能说是正常现象了。在人的一生中，从儿童到老年，无论男女都应该尽可能地保持骨骼健康。健康的骨骼在我们的一生中都将起到至关重要的作用。

● 有哪些表现？

原发性骨质疏松是以骨量减少及骨的微观结构退化、破坏为特征的，致使骨的脆性增加以及易于发生骨折的一种全身性代谢性骨骼疾病。每年的 10 月 20 日是"国际骨质疏松日"。

骨质疏松的发生与激素的调控、营养状态、物理因素、免疫功能和遗传基因有关。

其主要表现有以下几个方面。

(1) 疼痛：以腰背痛多见，占疼痛患者中的 70%～80%。疼痛沿脊柱向两侧扩散，仰卧或坐位时疼痛减轻，直立后伸时及久立或久坐时疼痛加剧；日间疼痛轻，夜间和清晨醒来时加重；弯腰、肌肉运动、咳嗽、大便用力时加重。

(2) 身长缩短、驼背：正常人每一椎体高为 2 厘米，共有 24 节椎体。骨质疏松时，椎体压缩 2 毫米，导致身长缩短 3～6 厘米。由于第 11、12 胸椎及第 3 腰椎的负荷最大，骨质疏松容易导致该部位压缩变形，使脊柱前倾、背曲加剧形成驼背。

(3) 骨折：在老年前期，骨质疏松症所致骨折以桡骨远端骨折多见；到老年期以后，以腰椎和股骨颈骨折多见。

(4) 呼吸功能下降：胸椎、腰椎压缩性骨折，脊椎前弯，胸廓畸形，可使肺活量和最大换气量显著减少，肺上叶前区小叶型肺气肿发生率可高达 40%。患者往往出现胸闷、气短、呼吸困难等症状。

● 如何做好防护？

戒烟少酒：吸烟和过量饮酒会影响肠道对钙、磷的吸收。因此，要预防骨质疏松必须改变不良的生活习惯，戒烟少酒。

运动锻炼：运动可以促进钙在骨骼中沉积，提高性激素水平，有利于骨的形成；适当的户外活动可促进皮肤合成维生素 D，增加肠道对钙、磷的吸收；运动还可以增加关节肌肉的力量和灵活性，减少跌倒引起的骨折等。运动负荷可以使疏松的骨骼骨量增加，其增加的数量可能不是很多，而且如果运动负荷停止，增加的骨量可能再度丢失。因此，运动锻炼应该长期坚持。

营养保障：饮食中要补充足够的钙，中老年人每日钙摄入量以1000~1200毫克为宜，因而需要进食一些富含钙质的食品，如牛奶、小麦、豆类、豆制品、小虾皮等。饮食中尚需适当提高蛋白质含量，以利于钙的吸收。

补钙：根据个人的具体情况确定是否需要补钙。如果你从营养食物中摄取的钙已足够，则不必另补钙。如果从食物中摄取的钙不足，则需另外补充。补钙可口服一些补钙制剂，如钙片等。

补充维生素D：维生素D可促进肠道对钙、磷的吸收。一般情况下，维生素D可以在体内合成。皮肤组织中含有7-脱氢胆固醇，经日光紫外线照射后转化为维生素D，再经肝、肾代谢，转化为活性维生素D_3，可促进肠道对钙、磷的吸收。目前，常用制剂有维生素D，α-D_3。

补充降钙素：在人体内，降钙素主要由甲状腺的滤泡旁细胞分泌，可抑制破骨细胞，减少骨骼中的钙离子流失到血液中。老年人及绝经后妇女血中降钙素水平下降。药用降钙素有人工合成鲑鱼降钙素及鳗鱼降钙素。其主要用于骨质疏松引起的骨痛，有明显的镇痛作用，长期应用亦可提高骨量及骨强度。

● **防治中要注意什么？**

功能锻炼是治疗骨质疏松性骨折的一个重要环节，是促进骨质疏松性骨折愈合和关节功能恢复的一个重要措施。骨质疏松性骨折在整复固定后，应及早考虑恢复机体功能。通过各部位的特异性运动，可达到矫正变形、改善关节功能、增强肌力的目的。患者由于长期卧床或因骨折部位的长期固定，缺少必要的功能锻炼，使骨钙大量流失，从而使骨折延缓愈合乃至不愈合。而功能锻炼可以防止病情进一步恶化，提高自身的生活质量。

功能锻炼的原则如下：

(1)选择合适的锻炼方式，以不影响骨折断端相对稳定为前提。

(2)在医护人员的指导下，患者应按骨折的不同阶段进行不同形式的主动功能锻炼。骨折初期可进行以肌肉舒缩为主的活动，如上肢的握拳、提肩，下肢的踝关节背伸、股四头肌收缩等；中、后期则应以关节活动为主要的功能锻炼形式。

(3)功能锻炼须循序渐进。随着骨折部位稳定程度的提高，活动范围应由小到大，次数由少到多。

(4)应鼓励患者坚持进行有利于骨折愈合的活动，并制止不利于骨折愈合的活动。特别要避免骨折断端承受过大的剪切力和旋转力。

(5)功能锻炼以使骨折处不感到疼痛为宜。如有疼痛感，即应减少活动量、活动范围及活动次数。要注意活动量的控制，应以活动后不出现明显疲劳为宜。活动过量、过度，则容易诱发再次骨折。

(6)被动活动只能作为伤肢的辅助活动，不宜请他人做强行被动屈伸或扭转肢体关节，以免引起再损伤。

● 怎样做好饮食调养?

食物营养摄入是预防骨质疏松症及骨质疏松性骨折的基础。有报道表明，药物治疗可以防止骨量的进一步流失，却很难增加已经减少的骨量。通过合理的营养摄入与锻炼来维持骨量的最大峰值是预防骨质疏松症与骨质疏松性骨折的最佳措施。

食物营养摄入要遵循以下原则。

(1)合理的营养是保持骨矿物质含量最大峰值的关键。预防骨质疏松症及骨质疏松性骨折要从小抓起，持之以恒。

(2)骨骼脆性的增加与骨矿物质含量减少有着直接的关系。而80%～90%的骨矿物质是由钙、磷、镁三种元素组成的。要合理掌握钙的摄入量。低钙饮食会影响钙、磷代谢的平衡，影响骨矿化作用。钙摄入过多，可与磷结合生成不溶性磷酸三钙，也会干扰钙、磷的吸收。在摄入高钙食品时，要注意钙、磷的平衡，一般成年人摄取钙、磷的比值应为2∶1或1∶1。

(3)蛋白质、氨基酸是合成骨有机质的主要原料。饮食中的蛋白质可以加快小肠对钙的吸收速度。蛋白质的缺乏会影响骨基质与钙盐结合的质量；而蛋白质摄取过多，又会增加尿钙的排出。一般来说，蛋白质与钙的摄取量呈正比例关系较为合适。氨基酸中的赖氨酸、精氨酸可促进钙盐的吸收，有利于骨的正常代谢。

(4)饮食中维生素D含量与钙、磷的吸收有密切关系。维生素D的缺乏，可使机体对钙、磷的吸收下降。成人每日口服150国际单位的维生素D时，可使钙、磷能被充分吸收和利用。但要防止摄取过量而发生维生素D中毒。

(5)应避免不合理的配餐，如含有草酸类的蔬菜忌与豆腐、牛奶及高脂饮食同餐，以免形成不易被吸收的草酸钙与脂肪酸钙。

(6)要改变不良的饮食习惯和嗜好，如酗酒、吸烟、过量饮用咖啡及碳酸饮料，以免影响钙的吸收。

总之，对骨质疏松症及骨质疏松性骨折，预防比治疗更易奏效。在日常生活中要兼顾各种营养的平衡(钙、磷、蛋白质、脂肪及维生素D等)，绝不能等到老年或绝经后再注意。

5.骨性关节病

● 有哪些表现？

骨性关节病是一种慢性疾病，又称为骨关节炎、增生性关节炎、肥大性关节炎和退行性关节病等。其特征是关节软骨发生原发性或继发性改变，并在关节边缘有骨赘形成。

膝关节骨性关节病：原发性膝关节骨性关节病较多见于女性，继发性者多见于半月板损伤。该病严重时，关节肿胀、中等度积液；久之，滑膜增厚、骨质增生；活动时，可有摩擦感。

髋关节骨性关节病：常见于先天性髋脱位、髋臼发育不良、股骨头无菌性坏死、骨折脱位和炎症之后等。其主要症状是，活动或承重时腹股沟处有胀痛，并向大腿及膝关节前内侧放射。

指间关节骨性关节炎：多见于远侧指间关节，常见多关节受累。可见骨端粗大，关节背侧隆起，为增生的骨刺和膨出的关节囊所致。久之，关节轻度屈曲畸形，胀痛和活动受限。

腕关节骨性关节病：多见于腕关节活动多和常劳累的妇女，及长时间应用锤和钻的工人。患者腕关节酸胀痛和活动受限。

肘关节骨性关节炎：多与肘关节活动最多的工种有关。关节内可有游离体。

踝关节骨性关节炎：往往发生于肥胖超重的老年妇女。

脊柱骨性关节病：原发性者多见于中年以后椎间盘退行性改变。好发节段为脊柱活动量大的部位，如颈椎的5～6和4～5间隙，及腰椎的4～5和腰5～骶1间隙受的应力最大，容易发生本病。颈段严重者增生的骨刺可压迫脊髓；腰骶段压迫或挤压神经根则可出现坐骨神经症状。脊柱的继发性骨性关节病多为脊柱先天性畸形、骨折和炎症的后遗症。

● 如何做好防护？

做好预防工作，可延缓关节软骨组织随着年龄的增长而老化的进程，减轻其退行性改变的程度。

体胖和超重的中老年人宜控制饮食，适当进行体育活动；减肥可防止下肢各承重关节长时间超负荷。

要注意保暖和防止过度劳累。受累关节要妥加保护，勿再损伤。

增生性关节病一般不宜大幅度推拿，以防骨赘断裂，症状加重。症状严重时应完全休息。

对儿童的各种畸形均应及时进行矫正。韧带损伤、骨折等引起关节面不平整及载荷传导紊乱的继发性骨性关节病，关键在于初次的及时、准确治疗。

频繁发作、症状明显时，口服消炎药(如芬必得、双氯芬酸、奥德克等)以缓解疼痛，但不宜久服。

关节清洗。通过关节镜清理，用生理盐水冲吸，把代谢废物、碎屑、结晶体和游离体清除干净，可减少刺激，减轻疼痛。

若有持续性疼痛或进行性畸形，可考虑手术治疗。

● 如何做好按摩？

按摩具有镇痛、改善血液、淋巴循环及松解黏连作用，故对增生性关节病有较好的疗效。但需根据病情、部位分别采用不同的按摩方法。

按摩膝关节：在患侧关节周围采用捏拿的方法，以广泛放松关节的韧带、肌肉等软组织。点按患侧膝关节周围的疼痛点或膝眼穴 1~2 分钟。

按摩腰背部：双手握虚拳，反手用力敲打腰背部，每日数次，每次5~10 分钟。此外，还可练习倒着走路，即在平坦的马路上或宽敞的庭院里，倒退着走路。

按摩足跟：先在足跟部按压，找到压痛点，用木槌对准压痛点轻轻敲打 3~5 次，用力要适当，再在压痛点的周围轻轻敲打，并反复揉搓足跟及小腿肚。每周治疗 2 次，再配合用热水烫脚(注意水温，勿烫伤)，效果更好。

按摩手指：双手互相按揉，每次按揉半小时，每日 1 次，按揉应用力，至局部可有酸胀感和发热感。

● 如何做好健体操？

(1) 慢步行走。全身放松，缓慢步行，高抬大腿，同时双臂或单臂高抬，腿落下的同时臂放下，如此交替反复进行。

慢步行走时，应松肩垂肘，含胸拔背，不可偻背、耸肩、抬肘；应松腰塌胯，尾闾内收，似有托起小腹之意，使上体和头部能保持上下一条直线，不可形成弯腰或凸臀。为了加大运动量，腿可始终保持微屈。

（2）踢腿行走。踢腿行走可按以下步骤进行。

首先，自然站立，两手叉腰，左大腿提起，用左足大趾点地，同时右腿微蹲，支持全身体重。

然后，左腿伸直向前方踢出，左足掌离地20厘米；左足尖上翘，左足向前方蹬出；接着恢复原来左足背与左腿成直线的姿势；再用脚掌向内、外各转1圈，然后左足尖上翘；左足落地，左大腿顺势向前；右腿伸直，向前跨一步，与左腿看齐。

再自然站立，两手叉腰，右大腿提起，用右足大趾点地，同时左腿微蹲，支持全身体重。

然后，右腿伸直向前方踢出，右足掌离地20厘米；右足尖上翘，右足向前方蹬出，接着恢复原来右足背与右腿成直线的姿势；再用脚掌向内、外各转1圈，然后右足尖上翘；右足落地，右大腿顺势向前；左腿伸直，向前跨一步，与右腿看齐。

如此左右交替，一步步往前走，次数可灵活掌握。

十、骨伤科疾病

1.颈椎病

● 如何辨识？

颈椎病，又称颈椎综合征，是发病率较高的常见病。本病属于退行性骨质疾病，是由于长期低头工作、过度劳累且不注意保健，致使颈椎骨椎间盘退化，椎体骨质增生，压迫神经根、脊髓而影响动脉供血所引起的一种疾病。

颈椎的退行性病变，致压迫血管、神经，引起枕项部隐痛、酸痛，兼见头痛、头晕、恶心、失眠、肩背酸痛、上肢麻木无力等症状。颈椎正侧位X线检查即可确诊，临床上病变多见于第4、第5及第6颈椎。

● 有哪些表现？

颈椎病的典型表现主要有以下几种。

（1）经常性头晕：这种情况常出现在颈部活动时，特别是突然转头时会感到眩晕，轻者数秒即愈，重者可持续数日或更长时间。这是因为颈椎如经常处于一个相对固定位置，易造成颈部组织劳损，继而影响颈椎的稳定，导致椎基底动脉痉挛，造成暂时性的脑供血不足，这时就会出现头晕的症状。

（2）手指发麻、无力、肩部发酸：这是办公室文员、教师、司机等颈椎病高危人群在日常生活中最常见的感受。多因长期低头伏案、颈部受力而造成颈后肌群、韧带等组织劳损、颈肩肌过度疲劳，长此以往，使颈部发生退行性改变，并刺激神经根。

（3）反复"落枕"："落枕"，也就是一觉醒来感觉颈部疼痛和活动受限。轻者起床做适当的颈部运动后，症状逐渐消失；重者颈部疼痛越来越重，还会出现头痛、颈肩背痛等不适症状。"落枕"是由于颈部软组织劳损，失去了维护颈椎关节稳定性的功能，临床上称为"颈椎失稳"。休息后可减轻、自然缓解，劳累、受寒可加重反复发作的倾向。"落枕"是颈椎病的一个信号，如果及时纠正，仍不失为防止颈椎病再次发生的机会。

（4）经常性偏头痛、恶心、耳鸣、听力减退、心慌、胸闷：这是由于长时间保持一个姿势，引起颈部肌肉持久痉挛性收缩，而使肌肉的血液循环发生障碍，久而久之造成颈部退行性改变、韧带钙化等，从而导致颅内供血不足或交感神经功能紊乱而引起的症状。其表现与内科疾病症状相似，但如果是颈椎病高危人群，建议就诊时不可忽视颈椎的问题。

（5）其他需要注意的症状：若有久治不愈的低血压、高血压、不明原因的内脏功能紊乱、不明原因的心律不齐等与心脑血管系统疾病相类似的表现时，在排除内科疾病、神经内科疾病后，建议就诊时应考虑颈椎病可能。

● 哪些人易患病？

在现实生活中，每个人都有一份特定的工作，而每种工作的性质、劳动强度和某种姿势的持续时间是不相同的。对于颈椎病来说，有着其特定的患者群。

从发病年龄来说，中老年患者的发病率最高。据统计，颈椎退变的发病在中年时为50%，至70岁以后可达100%。首先是颈椎间盘的退变，髓核水分减少，弹性下降，纤维环纤维变性破裂，退变后的椎间盘很容易受损伤而促使颈椎病发生。其次为骨质增生，多发生在肌肉及韧带、关节囊等附着部，在颈椎上多出现在关节突、钩突关节部及椎体的软骨缘。此外，尚有韧带的退变，如黄韧带肥厚、前后纵韧带骨化及项韧带劳损钙化。

从职业因素来考虑，长时间处于坐位尤其是伏案低头的人员，颈椎病的发病率特别高。这类人员常常从事刺绣、缝纫、微机操作、打字、编辑、雕刻、写作、绘图、仪表修理、化验等工作。长期低头伏案工作，易造成颈后部的肌肉、韧带劳损，椎管的内外平衡紊乱，椎间盘受力不均，从而加速发病。同理，长期从事头颈部朝一个方向旋转职业的人，如射击运动员、教师、交通警察、纺织工等，亦易引起颈椎劳损，发生颈椎病。

随着高科技、现代化大生产的发展，伏案工作人员越来越多，颈椎病的发病率也呈增长趋势，并且向年轻化发展。临床上，20岁甚至十几岁的颈椎病患者也屡见不鲜。因此，改善工作环境及工作姿势，做好颈椎病的预防，降低发病率、延迟发病年龄是目前一项很重要的课题。

● 如何做好防护？

切忌伏案、写作、打电脑过久，一般1小时左右后起来活动5~10分钟。

常做颈椎病防治保健操。该保健操包括摇头屈颈、左顾右盼、扩胸旋肩、推肩拿肘、挥臂扣球等一系列自由动作。动作宜缓慢、轻柔，时间可长可短，短则5分钟，长则20分钟。

常做颈部后伸位锻炼。具体做法：取站位或坐位，双手交叉紧抵后枕部，头颈朝后伸，双手用力向相反方向阻之，项臂持续用力相抗片刻后放松还原，共做6~8次，可早晚各锻炼一次，每次15分钟。两手于头枕部相握，两前臂紧夹两侧颈部，头颈用劲左转，同时左前臂用力向相反方向阻之，项臂持续相抗片刻后放松还原，然后反方向同样操作，各做6~8次，体位同上，早晚各锻炼一次，每次15分钟。取俯卧位，仰头，双手、双腿后伸锻炼，每次15分钟。

必须使用低枕头，条件允许最好直接购买用于防治颈椎病的枕头。

中医中药。常用中成药有健步壮骨丸、左归丸、血府逐瘀口服液、二十五味珊瑚丸、扎冲十三味、龙骨颈椎胶囊、活血通脉胶囊和舒筋活血片等，以上药物均应在中医师指导下服用。

病情严重的患者可到医院骨科进行牵引或手术治疗。

● 防治中要注意哪些事项？

颈椎病是一种慢性退行性疾病。其临床表现多种多样，尤其是椎动脉型和交感神经型颈椎病，有时确诊并非易事。一旦有了这方面的症状，一定要请专科医生帮助确诊，否则会延误诊断和治疗。颈椎病防治上还要注意以下几个方面。

(1) 注意休息：颈椎病急性发作期或初次发作的患者，要适当注意休息，病情严重者须卧床休息 2~3 周。卧床休息目的主要是放松颈部肌肉，减轻肌肉痉挛和头部重量对椎间盘的压力，消退组织受压产生的水肿。但卧床时间不宜过长，以免发生肌肉萎缩、组织黏连及关节黏连等变化，阻碍颈椎病的恢复。因此，在颈椎病的间歇期和慢性期，患者应适当参加工作，不需长期休息。

(2) 时常保养：人体犹如一部复杂的机器，需要时常加以保养。尤其颈椎病本身就是一种退行性病变，更要对颈部加以保护，尽量避免不必要的损伤。无论是睡觉、休息，还是学习、工作，甚至日常一些动作，都要保持良好的习惯，时刻不忘保护颈椎。同时加强颈肌的锻炼，避免长时间低头伏案工作或仰头看电视。长期低头伏案工作者，要注意每工作 1 小时左右就要适当地活动颈部，以消除颈部肌肉和韧带的疲劳，防止劳损；但应避免颈部的剧烈转动。要注意颈部保暖，防止受寒。经常进行体力劳动者，要注意休息，以减轻颈部疲劳，防止各种外伤事故发生。

(3) 重视治疗：颈椎病的治疗方法有非手术治疗和手术治疗之分。绝大多数患者经非手术治疗能够缓解症状甚至治愈不发。但每一种治疗方法均有其独特的操作、作用和适应证，需要有专科医生指导，而且有一定的疗程。

● 如何选个合适的枕头？

睡觉时合理用枕非常重要。枕头是维持头颈正常位置的主要工具。所谓"正常"位置，是指维持头颈段本身的生理曲线，既保证了颈椎外在的肌肉平衡，又保持了椎管内的生理解剖状态。因此，一个理想的枕头应是符合颈椎生理曲度要求的，质地柔软，透气性好，以中间低、两端高的"元宝"形为佳。因为这种形状可利用中间的凹陷部来维持颈椎的生理曲度，也可以对头颈部起到相对制动与固定的作用，减少睡眠中头颈部的异常活动。

另外，对枕芯内容物的选择也很重要，常用的有荞麦皮、蒲绒和绿豆壳。

荞麦皮：价廉，透气性好，可随时调节枕头的高低。

蒲绒：质地柔软，透气性好，可随时调节枕头的高低。

绿豆壳：不仅通气性好，而且清凉解暑，如果加上适量的茶叶或薄荷则更佳，但主要用于夏天。

其他如鸭毛等也不错，但价格较高。

　　枕头不宜过高或过低，切忌"高枕无忧"，以生理位为佳。枕头高度应符合个人的肩宽需要。粗略的标准是，仰卧枕高约一拳，侧卧枕高应为一拳加两指。一般讲，枕头高以 8~15 厘米为宜，或按公式计算：（肩宽－头宽）÷2。也就是仰卧位用枕要低，侧卧位则宜略高而不宜低。以颈部偏高、头枕部稍低为宜。

　　此外，仰卧时，枕头能保持颈曲的弧度，枕头边缘应保持弧形，不能呈斜坡形。同时还要防止背、肩部受寒。颈椎枕亦可起预防以及治疗作用。

　　● 怎样训练颈椎姿势？

　　对于颈椎来说，良好的姿势应当是保持颈部平直，即收颔、头上顶稍后移。但是，由于人们在日常生活、工作中往往不注意良好姿势的保持，久而久之，不良姿势逐渐形成，而成为颈椎病的诱发因素。

　　不过，不良姿势一旦形成也不要紧张，只要加强良好姿势的训练，也是可以逐渐恢复的。颈椎姿势的训练主要是进行椎间孔、后方关节面张开的前屈运动。通过对颈背肌肉的放松，获得柔软性，利用肌肉痉挛的缓解来达到目的。具体方法是：端坐，保持上体正直，将 1.5~3 千克的沙袋置于头顶，尽可能保持头颈部直立和头顶重物平衡，使颈部前凸减小。每日练习1～2次，持续时间 10~30 分钟，坚持 1 个月左右，即可达到恢复良好姿势的目的。

　　颈椎姿势训练不仅可以矫正不良姿势，而且可以应用于颈椎外伤康复期的锻炼。此外，通过这种训练，在很大程度上也可预防颈椎外伤后颈椎病的发生。

　　● 如何进行颈部锻炼？

　　颈部锻炼方法很多，各人可选择合适的方法进行锻炼。下面介绍几种常用的锻炼方法。

　　低头仰天：坐位或站立位，双手叉腰，光低头看地，闭口使下颌尽量紧贴前胸，停留片刻；然后头颈仰起，两眼看天，仍停留片刻。如此反复进行，以不感到难受为度。

　　左右旋转：坐位或站立位，双手叉腰，头颈先向左旋转 3 次，然后向右旋转 3 次，左右交替旋转数次。要求动作频率慢、稳，以不感到头晕为度。

　　手抱颈项：两手十指交叉，上举屈肘，用手掌搂抱颈项部，用力向前，同时头颈尽量用力向后伸，使两力相抗，随着一呼一吸有节奏地进行锻炼。

与颈争力：先做立正姿势，两脚稍分开，两手撑腰，头颈向右转，双目向右方看；还原至预备姿势；低头看地（下颌能触及胸骨柄为佳）；还原。动作宜缓慢进行，以呼吸一次做一个动作为宜。

往后观看：预备姿势同上。头颈向右转，双目向右后方看；还原至预备姿势；头颈向左转，双目向左后方看；还原。动作也要配合呼吸缓慢进行。

犀牛望月：预备姿势同上。头颈向右后上方尽力转，上身躯干也随同略向右转，双目转视右后上方，仰望天空；还原至预备姿势；头颈向左后上方尽力转，上身躯干也随同略向左转，双目转视左后上方，仰望天空；还原。呼吸一次做一个动作。

托天按地：两腿并立，两臂自然下垂。右肘屈曲，手掌心向上提起，再翻掌向上托出，伸直手臂，左手臂微屈，左手用力下按，头同时后仰，向上看天；还原；然后重复上述动作，左右手交换。如此左右交替，重复做6~8次。

前伸探海：两腿分开，两手叉腰，头颈前伸并转向右下方，双目向前下视，似向海底窥探；还原；然后，重复上述动作，方向左下方。如此左右交替，重复做6~8次。

伸颈拔背：两腿分立，两手叉腰，头顶部向上伸，如头顶球状，每次持续3~5秒；还原。如此重复做12~16次。

金狮摇头：两腿分立，双手叉腰。头颈放松，缓缓做大幅度环转运动，依顺时针和逆时针方向交替进行，各6~8次。

举臂转身：站立位，先将右臂斜向左侧伸直，同时头颈转向左侧，两眼看左手掌，并尽量向后旋转身体，右臂屈肘掌心向上与左臂前后配合，然后还原转向右侧。左右交替进行，整个过程要求动作轻柔和缓，频频有序。

飞燕点水：俯卧床上，两臂平放于身体两侧，双腿伸直，头部与上、下肢同时用力向上挺起。上、下肢要伸直，不要屈曲，整个动作犹如飞燕点水。

● 如何做好饮食调养？

饮食疗法是在中医药理论指导下，将有治疗效果的食物合理配伍，采用独特的烹饪技术，制成美味可口的佳肴。

颈椎病可配合食疗。食疗将药疗的"苦口"变为"可口"，具有"药极简易，性最平和，味不恶劣，易办易服"的特点，可起到"食借药威，药助食性"的效果。由于颈椎病是由椎体增生、骨质退化疏松等引起的，因此颈椎病患者的饮食应富含钙、蛋白质、维生素B、维生素C和维生素E。其中，钙是骨的主要成分，钙含量以牛奶、鱼、猪尾骨、黄豆、黑豆等中为多。蛋白质是形成韧带、骨骼、肌肉所不可缺少的营养素。维生素B和维生素E则可缓解疼痛、解除疲劳。

颈椎病食疗应遵循一般饮食原则，除合理搭配、营养均衡、饮食有节、饥饱有度、清洁卫生外，还应注意以下几点。

（1）因颈椎病患者以中老年人为多，而中老年人的消化功能较弱，因此饮食宜清淡、易消化，忌油腻厚味之品。

（2）颈椎病患者要注意饮食的合理搭配，不可单一偏食。食物一般分为两大类：一类是主食，如米、面主要提供热量；另一类为副食，如豆类、水果和蔬菜等可以调节生理功能。主副食中所含的营养是不同的，粗细要同时吃，不可单一偏食。粗细、干稀、主副搭配的全面营养可满足人体需要，促进患者的康复和维持正常人体的需要。

（3）视力模糊、流泪者宜多吃含钙、硒、锌类的食物，如豆制品、动物肝、蛋、鱼、蘑菇、芦笋及胡萝卜。伴高血压者宜多吃新鲜蔬菜，如海带、木耳、芹菜、地瓜、冬瓜、绿豆，并宜多吃水果。

（4）辨证进食。从中医辨证来看，颈椎病属湿热阻滞经络者，应多吃葛根、苦瓜、丝瓜等清热解肌通络的水果蔬菜；如属寒湿阻滞经络者，应多吃狗肉、羊肉等温经散寒之食物；如属血虚气滞者，应多食公鸡、鲤鱼、黑豆等食物；如属肝肾不足，可多服用枸杞、芝麻、桂圆、菊花以滋养肝肾，忌辛辣刺激性食物。肝主筋，肾主骨，肾中精气充足，骨质才能免于疏松和退化，因而颈椎病的饮食还应注意补益肝肾，特别是年老体弱者，可配用枸杞、桑椹、狗肉、羊肉、鸡肉及黑豆等。

2.肩周炎

●为什么又称"五十肩"？

肩周炎，即肩关节周围炎，又称黏连性关节囊炎，俗称凝肩症。因为本病患者多为50岁左右的中年人，所以又称"五十肩"。

本病是肩周肌肉、肌腱、滑囊和关节囊等软组织的慢性炎症，形成关节内外黏连，从而妨碍了肩的活动。临床表现主要是肩部疼痛，多为酸痛或钝痛，可向上臂外侧及前臂放射，肩关节活动明显受限，以外展、外旋为主，有些患者甚至无法穿衣或梳头。病情严重时患者肩部肌肉可萎缩，以三角肌最为明显。X线检查一般无特殊发现。

● **肩痛未必是肩周炎？**

肩周炎主要是由肩关节肌肉、肌腱、韧带和关节囊等软组织发生了充血、水肿等病变而引起的慢性炎症。肩周炎疼痛有以下几个特点。

（1）疼痛多在肩部：肩周炎是肩关节周围软组织的慢性炎症，其疼痛应该局限于肩部，一般不会向上肢和手放射。但肩周炎和颈椎病往往合并发生，而颈椎病的疼痛可向上肢和手放射，因此一些既有肩周炎又有颈椎病的患者会出现疼痛放射到手上的感觉。

（2）夜晚疼痛明显：肩周炎的疼痛通常为持续性的钝痛，肩关节活动后加剧。肩周炎患者常主诉夜晚疼痛明显，并常因疼痛影响睡眠或睡着后疼醒。一种解释是：白天由于工作或学习，患者的注意力分散；而夜晚环境影响小，患者的注意力集中在肩部的疼痛上，因而觉得夜晚的疼痛更为明显。另一种解释是：夜晚睡眠时，患者的姿势固定，肩关节囊或其他肩关节周围组织可能长时间受压或牵拉，因而产生疼痛。

（3）持续性的酸痛和胀痛：肩周炎的疼痛为持续性钝痛，疼痛常表现为酸痛和胀痛，而颈椎病的疼痛多为麻木疼痛并有向上肢及手放射的感觉。另外，两者疼痛的部位也有区别，肩周炎疼痛的部位多位于三角肌区，也就是锁骨外下方、肩峰外下方和肩胛冈外下方的区域；而颈椎病最常见的疼痛部位除颈部外，主要集中在肩上区，即锁骨上方、肩峰内上方、肩胛冈前上方的区域内。

（4）肩部活动受限：肩周炎引起活动受限最主要的原因是疼痛和黏连。肩周炎的起因往往是较轻的损伤，损伤后局部创伤反应引起疼痛和软组织炎性充血浸出，疼痛反应导致肩关节不敢活动，而肩关节活动减少及软组织炎性反应导致关节囊或周围肌腱、韧带等软组织黏连与挛缩，黏连与挛缩导致活动度进一步减小，活动时疼痛更加明显，患者更加不敢活动，如此形成一种恶性循环，关节活动度越来越小，疼痛也越来越明显。

● **有哪些简易健身法？**

屈肘甩手：患者背靠墙站立或仰卧于床上，上臂贴身、屈肘，以肘点作为支点进行外旋活动。

手指爬墙：患者面对墙壁站立，用患侧手指沿墙缓缓向上爬动，使上肢尽量高举，到最大限度，在墙上作一个记号，然后徐徐向下回到原处，反复进行，逐渐增加高度。

体后拉手：患者自然站立，在患侧上肢内旋并向后伸姿势下，健侧手拉患肢手或腕部，逐渐拉向健侧并向上牵拉。

展翅：患者站立，上肢自然下垂，双臂伸直，手心向下缓缓外展，向上用力抬起，到最大限度后停10秒钟左右，然后回到原处，反复进行。

后伸摸棘：患者自然站立，在患侧上肢内旋并后仰姿势下，屈肘、屈腕，中指指腹触摸棘突，由下逐渐向上至最大限度后停住不动，2分钟后再缓缓向下回到原处，反复进行，逐渐增加高度。

梳头：患者站立或仰卧均可，患侧肘屈曲，前臂向前向上，掌心向下，患侧的手经额前、对侧耳部、枕部绕头一周，即梳头动作。

屈肘擦额：患者体位同梳头，患侧肘屈曲，前臂向前向上并旋前(掌心向上)，尽量用肘部擦额部，即擦汗动作。

头枕双手：患者仰卧位，两手十指交叉，掌心向上放于头后部(枕部)，先使两肘尽量内收，然后尽量外展。

旋肩：患者站立，患肢自然下垂，肘部伸直，患臂由前向上向后画圈，幅度由小到大，反复数次。

患者注意：以上9个动作不必每次都做完，可交替进行；根据自己的情况，适当进行功能锻炼；每天3~5次，每个动作做30~50次，多者不限，只要持之以恒，对防治肩周炎会有益处。

● 如何做好防护?

忌受风寒：防止劳损或肩关节外伤。

功能锻炼：选择屈肘甩手、手指爬墙、体后拉手、展翅、后伸摸棘、梳头、屈肘擦额、头枕双手及旋肩等动作进行功能锻炼，每天3~5次，每个动作做30~50次。

西药：疼痛剧烈者可口服芬必得、吲哚美辛(消炎痛)等西药。

中医中药：采用针灸治疗，外贴止痛膏药。

推拿按摩疗法：取坐位，患肢放平，局部擦药酒进行推、擦手法，再擦滑石粉进行推、滚、揉等手法数十下。选取合谷、外关、手三里、曲池、臂、巨骨及天宗等穴进行点揉，然后再行推、滚、揉捏、捶击及叩打等手法。最后，根据肩关节黏连情况，在患者配合下，进行摇、提等扶肩法。

● 怎样进行肩关节锻炼？

弧形摆动法：患者弯腰 90°，患肢自然下垂，做顺时针和逆时针方向旋转运动，范围由小到大，每日 2~3 次，每次 15 分钟。

爬墙法：患者面朝墙而立，患肢用手掌扶墙，手指轮换，使手掌贴墙上行，带动上肢上举，直至疼痛而不能再向上，并维持在该位置数分钟，然后放下，循环进行数次。爬墙法的另一种形式是背靠墙站立，屈患肘至 90°，逐渐外旋肩关节，直至前臂背侧接近或贴住墙壁。爬墙法主要是练习关节外展和外旋。每日 2~3 次，每次 10~15 分钟。

抢臂法：患者取站立位，依次做患侧肩关节前屈、上举、后伸及还原四个动作，然后做后伸、上举、前屈及还原四个动作，如此循环数次。每日 2~3 次，每次 10~15 分钟。

● 如何做好饮食调养？

肩周炎患者的饮食应注意病期（初期、中期或后期），且应分清属风寒湿邪侵袭、瘀血阻滞或气血虚之证。

若肩周炎属于初期的风寒之邪，风寒湿邪侵袭之证，宜用祛风散寒、温经通络的食物，如葱白、萝卜及黄鳝等；若属于风热之邪中于脉络，宜用祛风清热、通经活络的食物，如丝瓜、黄瓜及茄子等；若属瘀血阻滞，宜用有活血化瘀通络作用的食物，如韭菜、核桃肉、蛇肉及鳗鱼等。

此外，还必须注意食物的禁忌。一般而言，应忌辛辣刺激之物，如芥末、咖喱、辣椒等；忌过热过冷的食物，如冰淇淋、冰饮料或火锅之类，更应忌烟、酒；忌油腻韧性食物等。

3.腰椎间盘突出症

● 怎样知道得病了？

腰椎间盘突出症，简称"腰突症"，是临床常见的腰腿痛疾患，好发于 20~50 岁的青壮年，男性多于女性，体力劳动者多发。近年来，本病的发病率逐年上升，致使越来越多的人遭受此病折磨。

腰椎间盘突出症是因腰椎间盘突出而引起腰腿痛的一种病症。腰椎间盘由外周的纤维环和中央的髓核构成。因此，更确切地讲，腰椎间盘突出症就是纤维环破裂和髓核突出。

腰椎间盘突出症患者可因髓核突出的部位、大小、病程长短、有无明显外伤史及个体差异的不同而表现出各种各样的临床症状。腰腿痛是腰椎间盘突出症的主要症状。据统计，约一半患者表现为先腰痛后腿痛，约1/3的患者表现为腰痛和腿痛同时发生，另外1/6的患者表现为先腿痛后腰痛。

腰痛：一部分患者不明原因突然发生腰痛，一部分患者则在某次较为明显的腰部外伤之后出现腰痛。持续时间短则数天，长则数月，甚至可达数年之久。腰部疼痛的范围较广泛，但主要表现在下腰部及腰骶臀部。腰痛有时较轻，有时较重。疼痛严重时，可发生剧痛，腰部不能动、不能翻身、不能起床，严重影响生活和工作。平卧时，疼痛一般可减轻；站立及行走后疼痛加重。

臀腿痛：多为逐渐发生的疼痛，疼痛主要沿臀部、大腿后外侧、小腿外侧至足跟部或足背递进。站立或久行后疼痛加重，严重者不能卧床睡觉。为了减轻疼痛，患者可采取屈腰、屈颈、屈膝的坐靠姿势。下肢痛一般多发生于一侧下肢，少数则产生双下肢痛或双下肢交替痛。有些患者则出现腰痛同时伴有大腿前侧痛。间歇性跛行时，随着行走距离增多，患者腰腿痛逐渐加重，同时感到下肢酸胀麻难忍，蹲位或坐位后症状消失，肌肉力量减弱。因腰椎间盘突出症造成的肌肉瘫痪较为少见，只有在腰椎间盘突出压迫神经根并造成神经根损伤时，才会出现神经麻痹及肌肉瘫痪。轻者肌力减退，重者该肌失去功能而瘫痪。临床上多见于腰4~5椎间盘突出。腰5神经根麻痹导致胫前肌、腓骨长短肌及伸趾长肌瘫痪，表现为足下垂。腰5骶1椎间盘突出，骶1神经根麻痹可致小腿肌瘫痪，表现为跖屈足无力，站立时不能上提足跟。如表现为双侧腰腿痛，会阴部麻木，排便排尿无力，严重时不能伸趾或足下垂，同时双下肢后外侧会阴部感觉消失，大小便功能障碍，则是巨大型腰椎间盘突出压迫马尾神经并造成损伤所致，临床称做"马尾综合征"。症状较轻的腰椎间盘突出症患者在步态上与正常人没有明显区别。症状较重者，喜欢身体前倾而臀部凸向一侧，手扶着腰部而表现为跛行步态，或患者怕负重而呈跳跃式步态。

● 有哪些症状？

腰椎间盘突出症是腰椎间盘发生退行性变后，对神经根、血管甚至脊髓产生压迫和刺激，引起腰痛和坐骨神经放射痛。

患者一般有腰部外伤、慢性劳损或受寒湿史。大部分患者在发病前有慢性腰痛史。其常发生于青壮年，以男性多见。

腰痛：椎旁有压痛和放射痛，腹压增加(如咳嗽、打喷嚏)时疼痛加重。

肌力改变：受压神经根所支配的肌肉肌力下降，病程长者可出现肌肉萎缩。

感觉改变：受压神经根所支配的皮肤节段有皮肤感觉异常，初发常为感觉过敏，后发展为感觉迟钝或消失。

腱反射改变：腰4神经根受压时，膝反射减弱或消失；骶1神经根受压时，跟腱反射减弱或消失。

X线摄片检查：脊柱侧弯，腰生理前凸消失，病变椎间隙可能变窄，相邻边缘有骨赘增生。CT及MRI检查可显示椎间盘突出的部位及程度。

● 如何做好防护？

卧床休息。卧硬板床休息3周，可以缓解椎间盘受压，加速炎症消退。配合牵引可使椎间隙增大、后部张开，造成间盘空隙成为真空，使后纵韧带紧张，为此可使突出间盘组织还纳，同时使椎间孔变大，减轻对神经根的挤压。

加强腰背肌锻炼。可选择拱桥式或飞燕式锻炼方法，但必须坚持方可收效。

注意避免积累性损伤。纠正不良的用力姿势，避免强力举重。对久坐、久立的工作要坚持在工作间隙休息。

配合采用外治法。如推拿、按摩、牵引、针灸以及外用药。可取膏药贴敷，也可用乳剂外涂。疼痛甚者在医生指导下选服止痛药。

● 倒走锻炼要注意什么？

倒走是一种有益的健身方法，倒走所消耗的热量比向前走多，所以消耗的能量也大。向前行时，人体姿势、骨盆是向前倾的，颈椎、腰椎、腰背肌、膝关节、踝关节都处于较紧张状态，时间久了会造成习惯性慢性劳损；倒走则正好相反，可以使腰、臀、腿得到功能性锻炼。腰椎间盘突出症患者大多腰背肌、臀肌发生劳损。倒走时，每当足跟提起向后迈步时，使向前走时得不到充分活动的脊椎和背肌受到锻炼，还能加强踝、膝关节周围的肌肉韧带、股四头肌以及颈椎关节等部位的血液循环，起到舒筋活络、强身健骨的作用。腰椎间盘突出症者每次行倒走法后会感到腰部舒适轻松，长期坚持对腰痛有明显的缓解效果。

倒走法动作简单，容易掌握，各种年龄的人都可进行。运动量可根据各人的年龄和体质灵活掌握，以每次倒走后稍做休息，疲劳感逐渐消失为宜。倒走锻炼前先进行原地踏步走，两臂前后摆动，大腿带动小腿踏步，提足跟，脚尖不离开地面，练习1分钟；然后高抬大腿，足掌稍离地面，练习2分钟。开始时要求步子平稳，不可过大，且不能走得过急。可以走走停停，两臂轻松地前后摆动，以维持身体平衡。腰椎间盘突出症患者可每天练习2～3次，每次100～400步，中间休息2分钟，往复4～5次。进行倒走锻炼时还要注意应选择车少人稀的宽阔地，不可在公路上操练，以免发生交通事故。在公园或树林中进行锻炼时，要注意周围的东西，以免被绊倒。

● 如何进行腰背肌锻炼？

对于腰椎间盘突出症患者来说，有效的腰背肌功能锻炼不容忽视。腰椎间盘突出症患者可以用下述方法进行腰背肌功能锻炼。

预备动作：两脚开立比肩稍宽，两手掌对搓发热后，用力向下推摩到骶尾部，然后向上推回到背部，重复20次。

回旋转腰：两脚开立比肩稍宽，两手叉腰，拇指在前。腰部自左→前→右→后做回旋动作，重复20次；再改为腰部自右→前→左→后做回旋动作，重复20次。练习时，两腿始终伸直，膝关节稍屈，上肢伸直，双手轻托腰部，回旋的圈子可逐渐增大。

弯腰运动：两脚开立比肩稍宽，两手置于腹前，掌心向下。腰向前弯，手掌向下按地，然后还原，重复20次。练习时，两腿要伸直，膝关节勿屈曲，弯腰角度因人而异，不可强求。

双手攀天：两脚开立比肩稍宽，两臂下垂，两手交叉于小腹前方。先是身体向前俯，两手交叉举至头顶上端，目视双手，身体挺直；然后，两臂上举后向两侧分开，再恢复预备姿势。上举时，如向上攀物状，尽量使筋骨伸展；向两侧分开时，掌心向下成弧线。重复20次。

燕子点水：取俯卧位，两腿交替向后做过伸动作；两腿同时做过伸动作；两腿不动，上身躯体向后背伸；上身与两腿同时背伸；还原。每个动作重复20次。

五点支撑：仰卧，以头后枕部及两肘支持上半身，两脚支持下半身，成半拱桥形，挺起躯干。当挺起躯干架桥时，膝部稍向两边分开。重复20次。

直腿抬高：取仰卧位，腿伸直，两手自然放置体侧，做直腿抬高动作，角度可逐渐增大，双下肢交替。每个动作重复20次。双下肢抬举角度因人而异，不应勉强。

蹬空增力：取仰卧立，腿伸直，两手自然放置体侧。在屈髋、屈膝的同时，踝关节极度背伸向斜上方进行蹬踏，并使足尽量跖屈，双下肢交替进行。每个动作重复 20 次。

十一、神经系统疾病

1. 中 风

● 如何辨识？

中风是中医的术语。"中"为打击之意，又为矢石之中；"风"善行而数变，又如暴风疾至，古人将此类疾病症状与自然现象联系起来而命名。中风，即现代医学上脑卒中，是一种突然起病的脑血液循环障碍性疾病。临床表现以突然不省人事或发生口眼歪斜、半身不遂、智力障碍为主要特征。

2006 年 5 月，《中国慢性病报告》中指出：每 12 秒就有 1 位脑卒中新发病者，每 21 秒就有 1 人死于脑卒中。在我国，脑卒中已成为第一大致残和第二大致死疾病。在我国存活的脑卒中患者中，约 3/4 患者不同程度地丧失劳动能力，其中重度致残者约占 40%。

脑卒中包括缺血性脑卒中、出血性脑卒中、高血压脑病和血管性痴呆四大类。其给人类健康和生命造成极大威胁，给患者带来极大痛苦，给家庭及社会造成沉重负担。

● 有哪些症状表现？

中风的临床表现：轻者为面瘫，表现为口舌歪斜、偏瘫、半身不遂；重者可突然昏倒，不省人事，牙关紧闭，大小便失禁或失语。

有一种情形称为小中风，也称轻微中风，学名叫"短暂性脑缺血发作"，由小血块阻塞脑部血管引起，患者眩晕不适，但不会造成半身不遂的偏瘫。小中风往往是大中风的先兆，故小中风患者尤需谨慎，加强防范。

● 如何做好三级预防工作？

（1）一级预防。一是防治高血压：积极控制高血压可使脑卒中发病率和患者死亡率分别降低 40% 以上。因此，控制高血压是脑卒中的最重要措施。二是预防心源性脑卒中：风湿性心瓣膜病、心肌梗死和心房纤颤患者是心源性脑梗死患者的高危人群，应长期口服抗凝药或抗血小板聚集药以预防脑卒中。三是防治糖尿病：糖尿病可导致微血管病变及促发大动脉粥样硬化，是脑卒中发病的危险因素，应在人群中筛查糖尿病患者并积极治疗、控制糖尿病。四是防治高脂血症：高脂血症可加速动脉粥样硬化。

合理膳食，减少钠盐摄入；适当运动，控制体重；戒烟、酒。

（2）二级预防。二级预防是发病期所进行的防止或减缓疾病发展的主要措施。其主要针对已有过短暂性脑缺血发作或发生轻型卒中并在短期内（3周）完全恢复者，防止发生完全性脑卒中，以控制病情，预防并发症发生。

（3）三级预防。三级预防是指临床预防或康复性预防，主要为发病后积极治疗，防止病情恶化，采取预防措施减少并发症和提高生活质量。

● 如何应急？

在家里突然发病的处理方法：立即拨打120，保持镇静；让患者平卧，避免震动，将患者头偏向一侧，以防呕吐物吸入气管；迅速松解衣领和腰带，保持室内空气流通，天冷时要保暖，天热时要降温；用冷毛巾覆盖患者额部；送医途中应减少颠簸，让患者头部稍稍抬高。

● 怎样进行饮食调养？

脑卒中的防治离不开饮食和营养。通常而言，低盐、低脂及营养均衡的饮食方式有助于防范"三高"对脑卒中的诱发。保持饮食中钠、钾、镁、钙等无机元素的平衡，摄入低盐、高钾、高钙和高镁的食物能预防高血压、动脉硬化，从而预防脑卒中。

坚持营养均衡，多摄入水果、蔬菜和粗粮杂豆，少量饮用红酒，适量饮茶，适量补充维生素。

● 如何进行康复训练？

脑卒中患者常见的病态体位：上臂和手指屈曲，足下垂或足内翻，头歪向健侧，躯干侧屈，肩胛回缩。康复训练除了对半身不遂患者早期采用被动运动外，在恢复期应尽早主动运动患肢，当主动运动尚不能达到关节活动应用的范围时，应辅以被动运动，循序渐进。脑卒中早期，应采取被动运动，并用正确的体位调护。

半身不遂、不能下床的患者，要自己外展肩关节，同时屈曲、伸展肘关节和腕关节，并做握拳和伸掌动作；下肢要坚持做外展和内旋运动，屈曲下肢，以锻炼下肢的肌力和关节的功能。每次做10分钟，上午、下午各做1次。能下床的患者应立即开始站立行走训练。及早站立行走是防止下肢挛缩畸形及顽固足下垂的有效方法。下床训练的患者应先在他人帮助下练习站立和行走，并逐步过渡到自己扶物而行而站，如扶墙、扶拉杆等。行走时，平稳缓慢，纠正八字足，防止身体向健侧偏斜，以后过渡到徒步行走。在这个过程中，患者还可进行拉、推、抱圆柱物体等锻炼。

病情稳定的脑卒中患者可借助他人或健侧肢体，或借助康复器具，施行被动运动法。半身不遂者取仰卧位，用健手拿起瘫痪的上肢，缓慢伸展和屈曲肘关节、腕关节和指关节，一般每次运动 5～10 分钟，上午、下午各做 1 次。如瘫侧肢体已恢复活动，健手尚需继续努力帮助患肢屈伸关节等。被动运动无论由他人或健侧肢体完成，均应该注意运动的节律性和舒缓性，避免冲击性运动或用暴力强行拉撕黏连的关节，以不引起明显的疼痛为妥。被动运动可以活跃患侧的血液循环，牵拉、舒展缩短的肌腱和韧带，放松痉挛的肌肉，恢复关节的活动度。但被动运动应在病情稳定后进行，并越早越好。倘生命体征不稳定，如血压上下波动、心率或快或慢、患者软弱疲倦，对突然打击一时尚未适应过来，则此时的治疗重点以医治脑卒中及预防吸入性肺炎、肺梗死、感染和发热等并发症为主。

● 如何做好步行训练？

步行训练的方法有平行杠内步行的训练、上台阶步行的训练、下台阶步行的训练及借助拐杖步行的训练等。

平行杠内步行的训练：首先调整平行杠的高度，一般应与股骨头（大转子）的高度一致。动作要领：①健手抓住平行杠站立；②健手向前伸，抓住平行杠；③抬患足向前迈步；④抬健足向前迈步。重复②—④动作。

上台阶步行的训练：①两足站在同一层台阶，健手沿扶栏向上方伸进并抓住扶栏；②将健足迈上一个台阶，用健侧上下肢的力量向上引体；③将患足上到健足所在的台阶。重复如上动作。

下台阶步行的训练：①两足站在同一层台阶，健手沿扶栏向下方伸进并抓住扶栏；②先向下一个台阶迈出患足，同时以健侧上下肢支持并下降身体；③将健足降至患足所在的台阶。重复如上动作。

辅助步行的训练：初练时，尽量采用面对面扶持的方式；当条件成熟时，在患者患侧扶持。扶持要领是：用一手握住患者的瘫痪手，使瘫痪手掌心向上；另一手放在患者腋下和胸前处，手背靠在患者胸前，辅助者与患者缓慢地一起向前行走。当患者独立行走训练时，辅助者应在患侧稍后约 15 厘米处。在患者上、下台阶时，指导患者上台阶先迈健足，下台阶先迈患足。训练时应注意：①本训练初起必须有人辅助，但无论在什么情况下，辅助者都不能直接拉扯患者患侧上肢，以免导致肩关节损伤。②患者如果有明显的内翻垂足、膝屈曲或膝反张，可以先用弹力绷带或训练用短下肢矫形器矫正垂足、内翻垂足，或用长下肢矫形器或膝矫形器加上弹力绷带固定踝关节部，然后进行本训练。③训练中要注意安全，防止外伤。

2.血管性头痛

● 如何辨识？

血管性头痛是一种发作性头颅部血管舒缩功能不稳定加之某些体液物质暂时性改变所引起的头痛。其临床特征为首先出现畏光、眼前闪光或火花；继而出现视野缺损或头痛对侧的同向偏盲、短暂的失明等视觉先兆；疼痛先为钝痛，呈跳动样或钻凿样，最终发展成持久性剧痛。

血管性头痛包括偏头痛、丛集性头痛和紧张性头痛等，其中以偏头痛为最常见。人群发病率为3%～5%，女性发病略高于男性。约50%以上患者有家族史。女性患者常于月经来潮前发作，在妊娠期停止发作，提示本病发作可能与内分泌失调或水盐代谢障碍有关。

● 是怎样引起的？

血管性头痛的病因尚未明了，一般认为是血管舒缩功能障碍及大脑皮层功能失调所致。中医认为，本病的发生主要与外感六淫或内伤诸疾有关。

风寒风热外袭：起居不慎，坐卧当风，导致风寒、风热之邪内侵，上犯巅顶，清阳之气受阻，气血凝滞，脉络不通而致头痛。

肝脾肾脏内伤：肝气郁结，肝阳上亢，上扰清空；或脾失健运，痰湿内生，阻遏清阳，上蒙清窍；或禀赋不足，房劳过度，肾精久亏，髓海空虚，均可出现头痛等。

此外，若脾胃虚弱、气血生化无源，或久病体弱、耗气伤血，都可导致气血亏虚、不能上荣，再加上气虚不能推动血液运行，产生瘀血，这也是发生头痛的因素之一。

● 临床表现如何？

血管性头痛的特点是痛点固定，其痛如刺，病程缠绵反复，迁延日久不愈。临床上常见的是偏头痛型血管性头痛。

典型偏头痛：以女性多见，常于青春期起病，呈周期性发作，至中年后逐渐减少。其通常在清晨醒来时或白天发病，症状为如有火星在眼前闪动，继而面、唇、肢体有麻刺感及轻度失语。这种先兆症状历时数分钟至30分钟后消退。而后出现一侧性头痛，也有疼痛遍及全头者。疼痛为搏动钻痛、钝痛或刺痛，在1小时左右达到高峰，后转为持续性疼痛。

普通型头痛：无明确的先兆症状，仅有一些非特异性前驱症状，且发生在头痛前数小时或数天，包括精神障碍、胃肠道症状等。头痛发作持续数天，可呈双侧头痛，通常有家族史。

丛集性偏头痛：也称偏头痛性神经痛，是一连串密集的头痛发作，每日1次或数次，持续数十分钟，最长不超过1小时。间歇期可达数周甚至数年。患者常在夜间睡眠中突然痛醒，为剧烈灼痛。

基底动脉偏头痛：主要发生在少年或青年女性，与经期有显著关系。先兆症状为双侧的视觉变化(如黑蒙)，还可有短暂性遗忘、眩晕、耳鸣、步态不稳及双侧手足或口周感觉异常。在10～15分钟以后出现搏动性头痛，通常痛在枕部，伴有恶心、呕吐。

在血管性头痛发作或间歇期中，脑电图检查可发现轻度异常。

● 如何护理？

血管性头痛患者要养成有规律的生活习性，如早起早睡、保证有充分的睡眠时间；提早出门上班，避免因时间紧迫、怕迟到而导致情绪紧张；要劳逸结合，在工作时养成专心致志的良好习惯，在休息时要尽量放松全身肌肉；要保持大便通畅，养成每天1次排大便的习惯。

血管性头痛患者宜常做伸颈运动。其方法是：把头转到右边，就像从右边回头向后看一样，把右手食指置于左脸颊，大拇指则置于下巴，轻轻地把头推向右边；同时用左手从头顶伸过去，把中指触到右耳顶部，然后轻轻地把头往胸部方向拉下(注意：若这动作伤到筋或感到头晕，则应停止)。10秒钟后，改做相反方向动作，即把头转向左边做，也是10秒钟。如此反复，各做3次为一套，每日做1次。

这项伸颈运动的作用在于伸展和放松颈部紧张的肌肉和纤维组织。血管性头痛的主要诱发因素是精神压力、神经紧张、工作时头部和颈部位置不当等，而伸颈运动可以解除这种状况。

● 怎样预防？

血管性头痛病情缠绵，易反复发作，往往历时数年甚至数十年而不愈，故预防复发较为重要。单凭药物预防尚不行，必须采用综合调养与保健方法。

精神调摄：避免不良情绪刺激，勿思虑过度。切忌遇事紧张，即使是健康人，如遇事紧张，久而久之也会引起头痛。故头痛患者更应豁达开朗，不管出什么事都要泰然处之，这样头痛就会逐渐痊愈。

起居生活：不要过度劳累，避免在强烈日光、气候寒冷变化急剧的情况下劳作，妇女在月经前后更应注意减轻劳动强度，切忌睡眠不佳。失眠也易引起头痛，因此头痛患者首先要保证充足的睡眠，可在睡前用热水洗脚等以助入睡。

要预防感冒等病：人们若感冒，往往会诱发头痛，因此要做好预防工作。此外，在感冒时要避免过度用脑(如写作等)，应让大脑得到休息。

● 怎样运用按摩疗法？

按摩疗法能松弛头颈部的肌肉，使精神紧张得到放松，从而消除头痛。在按摩前，应在按摩部位(主要是头部前额和两侧)揉擦清凉油。因为清凉油含有薄荷脑，它可封闭疼痛传入的信号，同时还能引起局部刺激，在大脑形成新的兴奋灶，从而掩盖疼痛的刺激。准备：先让患者闭目或注视前方某一固定物，缓慢地以鼻吸气，以口呼气；吸气时腹部凸起，呼气时腹部回陷，呼吸尽量缓慢深长；同时用手轻轻抚摸头痛部位，使患者保持松弛状态。然后再做以下按摩：①用拇指按揉印堂穴、太阳穴各1分钟，再用拇指与食指对捏眉弓2～3次；②用手掌面自太阳穴至风池穴做平推3～5次；③双手拇指点按风池穴2分钟；④用拇指、食指与中指对拿，按揉两侧颈部肌肉3～5分钟；⑤用拇指点按合谷穴1分钟。

● 怎样进行心理调养？

血管性头痛大多由于精神紧张、用脑过度及失眠等因素而诱发，故精神疗法是一种很重要的治疗手段，而且效果良好。因此，平时应保持轻松、愉快的心情，遇到各种矛盾时尽量采取冷处理方法，即首先使自己情绪平静一下，如可以令自己默数1～10后再考虑自己该怎么做。对已经激化的矛盾要控制自己的情绪，千万不能冲动而诱发头痛。

此外，可运用精神疗法中的"笑"疗法。笑能调节大脑神经，消除紧张，促进睡眠和调节自主神经系统。血管性头痛患者除采用"笑"疗法以外，还可配合音乐疗法，选择自己喜爱的音乐或戏曲。听这些音乐或戏曲时，可闭上眼睛或两眼集中注视某一处，可以将手放在收录机的音量开关上，疼痛加重时调高音量，疼痛缓解时调低音量，使注意力一直不放在头痛上，并可边听边随节奏用手拍、点头等方式打拍子，这样就能达到治疗头痛的目的。

● 怎样进行饮食调理？

要养成良好的饮食习惯，每餐均应按时进食，且有基本的定量。饮食以清淡为主，少食肥甘厚腻之品，如猪头肉、咸肉、咸鱼、鸭肉、鹅肉、老公鸡肉等；每餐应有新鲜蔬菜，忌食辛辣刺激之物，如酒类、柑橘、辣椒、韭菜、鱼虾等；应避免食用巧克力、乳酪等。现代药理研究表明，酒类、乳酪、巧克力及柑橘中含有较高的酪胺成分，能够诱发并加重病情。

血管性头痛患者要减少食盐的摄入量。食盐能引起体内激素发生反应，从而导致血管性头痛。因此，在头痛时，如低盐饮食，可以增强血管舒缩功能；相反，如高盐饮食，则会加重病情。

3.多发性神经炎

● 如何辨识？

多发性神经炎，又称格林-巴利综合征(GBS)，是感染后引起的免疫性疾病。病变主要在脊神经根和脊神经，也常累及颅神经。

多发性神经炎好发于20～40岁，幼儿及儿童也有发病。其以急性或亚急性起病为主。

● 是怎样引起的？

目前，多发性神经炎的病因尚不清楚，一般认为与病毒感染或自身免疫反应有关。中医认为，本病的病因有外感、内因及内外合邪等。

外感：多因夏秋季节感受水湿，或久居湿地而感受湿邪，湿留不去，湿郁化热，浸淫筋脉，气血运行受阻，肌肉迟缓疼痛。

内因：多因饮食不节、情志所伤等伤及脾胃，或素体脾胃虚弱(脾主运化水谷精微，以化生气血，脾又主四肢肌肉)，脾虚运化失职，气血生化不足，无以滋养四肢肌肉所致。

内外合邪：素体虚弱、久病大病或房劳伤精等，导致腠理不密，湿热之邪乘虚而入，伤及肝肾。肾为先天之本，主骨藏精，是生命的源动力；肝主筋，肝肾不足，筋骨失养而成。

● 临床有哪些表现？

多发性神经炎在发病前往往有发热或上呼吸道感染病史。发病时，可出现以下症状。

四肢软瘫：特征是四肢比较对称性的肌力差，肌张力低，腱反射消失。瘫痪多从下肢开始，向上发展，可在1～2日内发展为四肢完全性瘫痪，可于颈、背、腰、腿出现酸痛难忍感。

肢体麻木：特别是在手的正反面(包括腕部)、足的正反面(包括踝部)可出现如穿上手套、袜子后的触觉障碍；严重者可出现四肢麻木，伴有手足发凉甚至肢体冷汗频出。

吞咽发呛及呼吸短促：往往先有咀嚼困难，进而在吃干食时发呛；而后，进食半流质或流质时也会发生呛咳。此时多伴有言语蹇涩，发音不清。病情进一步加重后，则有呼吸短促、唇甲青紫等症状。

脑脊液检查有蛋白质增高等现象。

● 如何预防与护理？

在患病期间，应尽量避免其他并发症的发生(如肺部感染、上呼吸道感染、胃肠道感染等)，以免不利于身体的康复。

保护瘫痪肢体是防止并发症和促进康复的重要方法。如宜将软瘫的肢体安置在适当的生理功能位置，并可随时更变姿势，如果使用透孔充气专用床垫则更好。要经常晒被褥、床单，保持其松软、平整，有利于肢体功能恢复，并减少感染发生。同时应注意避免瘫痪肢体受寒。

宜食易消化食物(如米汤、米粥、水果浆、牛奶)。如无咀嚼功能障碍，则宜进行普通饮食，但应避免辛辣、油炸及醇酒等助热生痰之品。同时要加强对患者的口腔护理，尤其对面肌瘫痪患者应避免使食物残渣留存在口腔内。

4.面肌痉挛

● 如何辨识？

面肌痉挛，即面部一侧肌肉(个别人为两侧肌肉)出现不规则、不自主痉挛或抽搐，且精神越紧张、越激动，痉挛就越严重。疾病早期，抽搐多先从眼轮匝肌开始，呈间歇性；以后逐渐扩展至同侧的其他颜面肌，其中以口角肌肉的抽搐最为明显。由于面肌痉挛初期多受"左眼跳财，右眼跳灾"俗语的影响，一般不会引起人们的重视；经过一段时间，则病灶形成，发展成为面肌痉挛，牵连到嘴角，严重的连带颈部。

本病多见于中老年人，多为原发性，易反复发作，病程较长，迁延难愈，是临床疑难病症之一，目前尚无有效的治疗方法。一般应用抑制神经或损伤神经的方法进行治疗，结果都是使神经传导消失，循环障碍，形成面瘫，这时面部不会动了，痉挛自然也就停止了。过了一段时间，面瘫有所恢复，痉挛就又相伴而生了；更有甚者，面瘫没有完全恢复，痉挛却更重了，如此形成了面瘫加痉挛的双重病症，可谓"雪上加霜"。

● 是怎样引起的?

目前，面肌痉挛的病因尚不明了。其可能是由于面神经传导通路上的某些部位存在病理性刺激引起的。中医认为，本病多由痰阻经络、肝肾阴虚或血虚生风所引起，属于风象，并与肝有关。

根据发病因素，面肌痉挛可以分为两种：一种是原发性面肌痉挛，另一种是面瘫后遗症产生的面肌痉挛。这两种类型可以从症状表现上区分出来。原发性的面肌痉挛在静止状态下也可发生，痉挛数分钟后缓解，不受控制；面瘫后遗症产生的面肌痉挛则只在做眨眼、抬眉等动作时产生。

● 有何临床表现?

面肌痉挛常发生于单侧，有时可有轻度咀嚼无力、面肌萎缩，病程进展缓慢。初期仅眼部周围肌肉出现细微、间断的抽搐，逐渐发展到颜面下部肌群(尤其口角)抽搐，最终累及整个一侧面肌。有时呈强烈持续抽搐，每次发作数秒至数十分钟不定，患者不能自控。日久，全身症状有头晕目眩、面色萎黄、食欲缺乏及手臂发麻等，不伴有其他神经系统的阳性体征，在肌电图上显示肌纤维震颤和肌束震颤波，常需要与继发性面肌痉挛、癔症性眼睑痉挛、三叉神经痛、舞蹈病及手足徐动症等相鉴别。

面肌痉挛与面瘫看似两种截然不同的病症，其实只是表现形式不同，一种是兴奋，一种是抑制。面肌痉挛是神经兴奋的表现，面瘫则是神经受抑制的表现，而且两者之间可以相互转换。因此，采用刺激神经的方法治疗面瘫，可能因此造成面肌痉挛；采用抑制神经的方法治疗面肌痉挛，可能因此形成面瘫。面瘫的形成又造成循环受阻，以致出现肌肉萎缩、黏连等，这样又加重痉挛程度，如此可形成恶性循环。

●怎样预防与护理?

目前,面肌痉挛尚无理想的防治方法。而运用中医方法防治本病已取得较好的效果,尤其是按摩疗法。平时用手指按摩四白、地仓、下关、迎香、太阳等穴,能促进气血流通,可有效地防治面肌痉挛。此外,本病患者还须做好以下几点:保持心情愉快,避免忧思、郁怒等不良情绪刺激;避免面部吹风及过劳,否则会加重病情;忌食膏粱厚味、醇酒、辛辣之品。

十二、儿科疾病

1.婴幼儿腹泻

●如何辨识?

婴幼儿腹泻是由不同病因引起的以大便次数增多、粪质稀薄或如水样为特征的一种疾病。其多见于3岁以下的婴幼儿。本病属中医"泄泻"范畴,认为是外感时邪或内伤乳食而致。如病久不愈,常可导致疳症。

腹泻婴幼儿大便次数增多,每日3~5次或多达10次以上,呈淡黄色,如蛋花汤样,或色褐而臭,可有少量黏液,或伴有恶心、呕吐、腹痛、发热及口渴等症状。

有乳食不节、饮食不洁或感受时邪的病史。

腹泻及呕吐较严重者,可见小便短少、体温升高、烦渴神萎、皮肤干瘪、囟门凹陷、目眶下陷、啼哭无泪、口唇樱红、呼吸深长及腹胀等症状。

大便镜检可有脂肪球及少量红细胞、白细胞。

大便病原体检查可有致病性大肠杆菌等,或分离出轮状病毒等。

重症腹泻患者有脱水、酸碱平衡失调及电解质紊乱。

●如何防护?

提倡母乳喂养,及时添加辅食,适时断乳。

要注意饮食卫生,食品宜新鲜、煮熟,食具要清洁、消毒。

室内要保持清洁,空气流畅,注意环境卫生。

教育孩子养成良好的卫生习惯,饭前便后要洗手,防止病从口入。

加强锻炼,增强体质,随天气变化增添衣服,避免过热、过凉,注意寒暖调摄。

腹泻患儿宜控制饮食，减轻胃肠负担，进食易于消化的食物。吐泻严重者须适当禁食，并根据病情好转情况逐渐增加饮食量。

对腹泻量多、次数频繁或泻下无度的患儿及精神萎靡、囟门凹陷、口唇樱红等患儿，宜急送医院诊治。

● 如何按摩？

先按揉天枢穴：让小儿仰卧，操作者两手拇指分别放在脐旁 2 寸处的天枢穴，以指端着力点按，一按一松，连按 21 次；然后用指腹按揉，和缓地揉动 3 分钟。两侧天枢穴各按揉一遍。也可用一手的食指与拇指分别按放在两侧天枢穴上，同时进行按揉。

接着按揉脐部：一手张掌，按放在腹部，掌心对准脐部，做下按动作，逐渐用力，至一定力度后松开，一按一松，连按 21 次；用手掌按揉脐腹部，从脐部开始，每按揉数次就向外扩大一些范围，连续揉动 3 分钟，揉遍整个腹部。

2.厌食症

● 如何辨识？

厌食症是指小儿长期见食不贪、食欲缺乏或厌恶进食的一种病症。本病较多见于城市儿童，尤多见于 1~6 岁幼儿，多由喂养不当、饮食失节而致，如进食无定时定量，过食生冷、甘甜厚味食物，吃零食或偏食等。厌食症患者长期食欲缺乏而无其他疾病，面色少华，形体偏瘦，但精神尚好，活动如常。

● 如何防护？

掌握正确的喂养方法，纠正不良的饮食习惯，少食甘肥黏腻之品。按儿童年龄，给予品种多样、容易消化的食品。

要注意合理安排膳食。食谱要做到粗细调剂，荤素搭配，花色多样，易消化吸收，新鲜可口，色香味俱全。多吃水果、蔬菜，吃得全一些、杂一些。

纠正偏食和吃零食的习惯，少吃糖果、巧克力及油炸食物，少喝饮料、冷饮。吃饭要定时定量，吃饭时不要谈论与吃饭无关的事情。

找出厌食原因，采取针对性治疗措施。

注意精神护理，对患儿既不要百依百顺，也不能采取打骂、恐吓及惩罚的方法强迫其吃饭，使小儿保持良好的情绪，以增强食欲。

● 如何按摩?

先刺激梁门穴:仰卧,一手食指与中指分别按放在脐上4寸、旁开前正中线2寸处的梁门穴,用指端点按,一按一松,连按21次。以一手指指腹按揉梁门穴,和缓地揉动3分钟。

然后分推腹部:患者仰卧;操作者在其腿侧,两手张掌,按放在剑突下,分别向两侧分推,连续分推7次后下移一些,至耻骨联合处为止。

● 注意饮食调养

按摩能加强脾胃功能,提高消化吸收功能,并能调节神经功能,从而有效增进饮食。

3.小儿疳症

● 如何辨识?

疳症是指引起小儿全身虚弱、消瘦的一种慢性疾病。临床表现为形体消瘦、面黄少华、毛发稀疏、精神不振、烦躁不安、饮食异常、腹部胀大、皮肤干皱、大便不调。小儿各年龄段皆可发病,以1~3岁发病率最高。本病受喂养不当或多种疾病影响,使脾胃功能受损,可影响生长发育。

脾胃功能明显失调者,饮食异常、大便干稀不调或脘腹膨胀等。

形体消瘦者,体重比正常平均值低15%~40%,面色不华,毛发稀疏枯黄。严重者形体干枯羸瘦,体重可低于正常值40%,兼有精神不振、好发脾气、烦躁易怒、喜揉眉擦眼或吮指磨牙等症状。

患者有喂养不当或病后失调及长期消瘦史。

因蛔虫引起者,谓之"蛔疳",大便镜检可查见蛔虫卵。

贫血者,血红蛋白及红细胞均减少。

出现肢体水肿的属于营养性水肿者,人血白蛋白量大多在45克/升以下,血清白蛋白约在20克/升以下。

● 如何防护?

如发现小儿体重不增或减轻,皮下脂肪减少,肌肉松弛,面色无华,则应引起注意,分析原因,及时治疗。

经常带小儿到室外,充分利用自然条件,呼吸新鲜空气,多晒太阳,增强体质。

提倡母乳喂养，宣传合理喂养方法以及添加辅食的知识。

保证居室空气流通、清洁，湿度、温度适宜。

改变不合理饮食习惯，授乳定时定量，饮食宜易于消化、营养丰富。添加辅食掌握先稀后干、先素后荤、先少后多的原则，合理喂养。

● 如何捏脊？

捏脊对小儿疳症的防治有确切的效果，捏脊3遍，配合提痞根穴、擦痞根穴，分推、合推脊椎。

操作者在小儿的腿部边侧，全身放松，活动一下手指，面带微笑，用手轻轻抚摸几下小儿的背部，使其肌肉放松，然后进行捏脊。捏脊时，两手的拇指指腹与食指、中指、无名指三指的指腹对应用力，捏住小儿脊柱两侧肌肉，拇指在后，另三指在前，三指向后捻动，拇指向前推动，每捏一次，向上推移一点。可从尾骶骨处开始，和缓地向上推移，至项后枕部为止。

然后，两手拇指分别按放在背部第1腰椎棘突下缘中点旁开3.5寸处的痞根穴，以指腹点按，一按一松，连按21次。擦痞根穴，两手拇指分别按放在两侧痞根穴处，用指腹推擦3分钟。

分推、合推脊椎。一手拇指与四指分别按放在脊椎两侧，以掌根对称用力，先从外向内合推，再从内向外分推。从第1胸椎处开始，每推动数次下移一点，至第5腰椎处为止。分推时，两手向两侧推开，注意动作和缓；合推时，应将两侧肌肉由外向内挤起，两侧用力均匀。分推、合推后，可在背部和缓按揉，以消除分推、合推后带来的不适。

● 如何进行饮食调养？

孩子断奶后，应当及时地增添辅食，但要注意循序渐进，掌握"从少到多，从软到硬，从细到粗"的原则。在婴儿4个月龄时，就应该增加辅食。这时候，除了继续母乳喂养外，还要给孩子加一些米汤、米糊、果汁、蛋黄及菜汁等。随着月龄的增加，孩子长出了牙齿，胃中也有了淀粉酶，就可以适当地增加一些含钙、维生素、微量元素较多的婴儿米粉、肝泥、瘦肉泥、豆腐泥及绿叶菜等。切记不要过早地给婴儿添加辅食，一方面，孩子吸乳少了，妈妈的乳汁分泌也相应减少；另一方面，容易造成孩子贫血。此外，如果食物或饮水受到污染，还易造成孩子腹泻。全球每年约有500万儿童因为腹泻而死亡，也有大批儿童因腹泻而致营养不良。

孩子的饮食要注意精细加工，同时注意清洁卫生。根据月龄和幼儿的食欲、大便的变化，增加适宜的辅食，保证断奶后幼儿的营养供给，同时要营养丰富、合理搭配。1~3岁的幼儿，牙齿逐渐长齐，活动量也大大增加，所以要给幼儿供给足够的含优质蛋白质的食物。比如，每天至少要让孩子喝两杯牛奶或豆浆；每天的食品要多样，选择细、软、烂的食物；要注意少量多次，除一日三餐外，上午、下午适当地添加一些点心、水果。4~6岁的儿童一般与成人一起进餐。这时候，由于孩子生长发育迅速，因此仍不能忽略孩子的营养问题。学龄儿童要吃好早餐，且早餐质量要高，如在早餐时给孩子多吃一些牛奶、鸡蛋及肉类。大多数孩子喜欢冷饮、冷食，有的孩子甚至一年四季冷饮不断。岂不知久食冷饮，危害极大。寒凉食品最伤孩子的脾胃，造成脾胃虚寒、脾胃不和等。相当多的小儿腹痛是由于吃冷饮造成的。许多喜欢冷食、冷饮的儿童有食欲缺乏、消化不良等症状，时间久了，就日渐消瘦，造成发育障碍。

此外，还要从小养成良好的饮食习惯。吃零食是不好的饮食习惯，但是几乎85%以上的城市孩子有吃零食的习惯。且孩子们经常吃的零食多是些高糖、高脂肪的食物，如巧克力、牛奶糖、咖啡豆、果冻及虾条等。吃甜食太多，会使胃酸分泌增加，肠运动功能紊乱，导致消化不良。还有的孩子偏爱吃肉，不爱吃绿叶蔬菜、胡萝卜及水果，这样的孩子常常偏胖，其实往往患有缺铁性贫血。因此，给孩子吃糖、吃肉都要适量，让他们从小养成不偏食、不挑食、注意食品卫生、饭前便后洗手等良好的饮食习惯和卫生习惯。

除此之外，平时在吃饭时，不要强迫孩子进食，多营造一个优美、快乐的进食氛围。吃饭时，也不要总是训斥孩子，或谈论有关学习成绩等孩子敏感的话题。另外，让孩子保持充足的睡眠，这一点也不容忽视。有些兴奋型的孩子不爱睡觉，整天贪玩好动，活动量大，消耗量也大，因此常长得瘦小。在睡眠时，儿童体内分泌生长激素，新陈代谢水平也处在低水平，所以充足、合理的睡眠是小儿生长的重要保证。家长要根据孩子的年龄特点，安排他们合理睡眠。这些都是预防小儿疳症的重要措施。

4.佝偻病

● *如何辨识?*

佝偻病是因体内维生素D不足而产生的以钙、磷代谢失常和骨样组织钙化不良为特征的一种疾病，严重者可发生骨骼畸形。其主要见于婴幼儿。本病属于中医"汗证""夜啼""五迟""五软""鸡胸""龟背"等病证范畴，由先天不足或营养缺乏所致，好发于冬春季。

发病初期：有烦躁夜啼，表情淡漠，纳呆，多汗，枕秃，囟门迟闭，牙迟出或少出，肌肉松软，或有贫血、肝脾大等症状。

发病极期：除有初期表现外，还可见方颅、乒乓头(颅骨软化)、肋串珠、肋外翻、肋软骨沟、鸡胸、漏斗胸、"O"或"X"形腿及脊柱畸形。

佝偻病患者血清碱性磷酸酶增高，血清磷明显下降，钙磷乘积小于30。腕骨X线摄片检查示，干骺端有毛刷状或杯口状改变，也可见骨质疏松、皮质变薄。

● 如何防护？

加强户外活动，多晒太阳，增强婴幼儿体质，并积极预防慢性病。

提倡母乳喂养，及时增添辅食，多食含维生素D及钙、磷较丰富的食物。

每天服用400国际单位或10毫克维生素D进行预防。

● 如何按摩？

捏脊3遍，然后配合按、揉脊中穴，按俞穴。

按脊中穴：一手拇指按放在背部，用指腹点按第11胸椎棘突下凹陷中的脊中穴，一按一松，连按21次。

揉脊中穴：用掌根按揉脊中部位，连揉3分钟。

按腧穴：两手拇指分别按放在背部第1胸椎旁开1.5寸处，用指腹点按，一按一松，连按14次，然后下移一节，至骶椎尾处为止。

脊中穴是督脉上的一个穴位，在背部第11胸椎棘突下凹陷中。在人体中，胸椎、腰椎、骶椎共21节，该穴位于第11椎节间，故名"脊中"。刺激脊中穴有强腰肾的作用，对于佝偻病的防治也颇为有效。

5.多动综合征

● 如何辨识？

多动综合征是儿童时期一种较常见的行为异常性疾病，临床特征表现为难以控制的动作过多，注意力不集中，情绪、行为异常，以致造成学习困难。本病多见于学龄儿童(6~14岁)，男孩多于女孩。本病属中医"躁动""失聪""健忘"等范畴，为肝气偏旺、阴阳失调、心肾不交所致。

多动综合征患者注意力涣散，上课时精神不集中，坐立不安，喜做小动作，活动过度；情绪不稳，冲动任性，动作笨拙，学习成绩一般低于同龄同学，但智力一般正常；翻手试验、指鼻试验及指指试验阳性。

● 如何防护？

家长要注意提高自身的文化修养，创造安静和谐的家庭氛围，及时纠正孩子的不良习惯；帮助患儿树立信心，磨炼意志，培养其学习兴趣，给孩子以良好的教育和正确的心理引导。

体谅关心患儿，稍有进步应予以表扬，切勿伤害孩子的自尊心；不惩罚打骂，也不溺爱迁就；加强管理，及时疏导，谨防攻击性、破坏性、危险性行为的发生。

饮食应以清淡而有营养为宜，多吃新鲜蔬菜及水果，充分保证蛋白质营养；少吃辛辣炙烤、油腻厚味，以及咖啡、茶水等有兴奋作用的饮料。

● 如何按摩？

捏脊3遍，配合掐、擦天柱穴，捏枕部。

掐天柱穴：两手拇指分别按放在项后发际正中直上0.5寸、旁开1.3寸处的天柱穴，用指端甲缘按掐，一掐一松，连掐21次。擦天柱穴：一手拇指与食指分别按放在两侧天柱穴处，用指腹推擦3分钟。天柱穴是足太阳膀胱经上的一个穴位，主治头痛、项强、鼻塞、癫痫、狂证、肩背痛等，对于防治小儿多动综合征有帮助。

捏枕部：一手轻按在小儿的头部，使其头略向下低，另一手拇指与四指一并用力，按捏项背部，自项后枕骨部开始，至第7颈椎处止，反复捏3分钟。

● 如何进行饮食调理？

近年来，有研究表明，大量进食含有酪氨酸、水杨酸盐的食物以及进食加入调味品、人工色素和受铅污染的食物，均可使具有多动症遗传倾向的儿童发生多动症，或者使多动症状加重。相反，多动症患儿只要限制摄入这类食物，就可明显减轻症状。因此，多动症患儿的饮食应注意以下几点。

(1) 应少食含酪氨酸、甲基水杨酸的食物：应少食含酪氨酸的食物，如挂面、糕点等；少食含甲基水杨酸的食物，如西红柿、苹果、橘子等。

(2) 应多食含锌丰富的食物：因为锌是人体所需的微量元素，与人体的生长发育密切相关。锌缺乏常使儿童食欲缺乏，发育迟缓，智力减退。

研究发现，大多数学习成绩优良的学生头发中锌含量较高。所以，常吃含锌丰富的食物(如蛋类、肝脏、豆类及花生等)对提高智力有一定帮助。

(3) 应多食含铁丰富的食物：如适当进食红肉和动物肝脏，以增加铁和其他营养素的摄入。因为铁是制造血红蛋白的重要原料，缺铁会使大脑的功能紊乱，影响儿童情绪，加重多动症状。

(4) 应少食含铅食物：多动症患儿不要使用含铅的餐具，不吃可能受铅污染的食物。因为铅可使孩子视觉运动、记忆感觉、形象思维及行为等发生改变，出现多动，所以多动症患儿应少食含铅量高的食物，如贝类、大红虾、向日葵、莴苣、甘蓝、皮蛋、爆米花，在冶炼厂周围种植的蔬菜以及含酒精的饮料等。

(5) 应少食含铝食物：铝是一种可严重威胁人体健康的金属，食铝过多可致智力减退、记忆力下降、食欲缺乏、消化不良。多动症患儿应少吃油条，制作油条需要在面粉中加入明矾，而明矾的化学成分为硫酸钾铝。因此，常吃油条不利于小儿的智力发育。

(6) 限用某些调味品：科学家们研究发现，限制患儿食用调味品(如胡椒油等)和食用色素(如酒石黄等)后，大多数患儿的多动症状消失。而恢复食用含这些色素的食品和调味品后，小儿的多动症状又重新出现。因此，家长要注意在患儿的饮食中不能加胡椒油等调味品和用酒石黄着色的食物等。

6.夜 啼

● 如何辨识?

夜啼是指 1 岁以内的婴儿，以白天能安静入睡、入夜啼哭不安、时哭时止或夜间定时啼哭甚至通宵达旦为特征的疾病。本病多见于新生儿及 6 个月内的婴儿。其多无发热、呕吐、泄泻、口疮、疖肿及外伤等表现。

● 如何防护?

穿着冷暖适宜，勿着凉也勿过热。
孕妇及哺乳期妇女勿多食寒凉及辛辣热性食物。
勿受惊吓，保持环境安静。
不抱怀中睡眠，不通宵开灯，不将光源正对眼睛；养成良好的睡眠习惯，白天睡眠勿过多。

寻找导致啼哭的原因，如饥饿、过饱、闷热、寒冷、虫咬、尿布浸湿或衣料刺激等，并予解决。

保持皮肤清洁，做好口腔护理。

合理喂养，饥饿适度，及时添加辅食。

居室阳光充足，并有适当的户外活动，睡眠时保持室内光线暗淡。

十三、妇科疾病

1.更年期综合征

●是怎样发生的？

更年期综合征一般是指妇女在绝经年龄(45~55 岁)前后，由于生理性卵巢功能减退，人体内分泌代谢平衡紊乱，并由此而引起以自主神经系统失调为主的一类症状群，如月经紊乱、眩晕、耳鸣、烘热汗出、面红潮热、心悸怔忡、烦躁易怒、抑郁忧怒、失眠、情志异常、面目肢体水肿、尿频失禁或腰膝酸软等。它是如何发生的呢？

其关键在于"性轴"功能的衰退：医学上把下丘脑-垂体-性腺(女性指卵巢，男性指睾丸)称为与生殖功能不可分割的轴系——性轴。性轴功能主要是调节内分泌功能，性激素水平的变化取决于此。进入更年期后，女性主要由于卵巢功能的减退，雌激素、孕激素分泌减少及水平失调，内分泌平衡状态改变，导致下丘脑和自主神经系统中枢的功能失调，从而产生一系列临床症状。男性则随着年龄增长，睾丸发生退行性改变，体积逐渐缩小，重量变轻，睾丸间质细胞分泌功能减退，雄性激素分泌也相应降低或衰退，而引起性功能及性欲的变化。

由于性激素水平的低落，对代谢功能、消化功能、泌尿系统及心血管系统等均造成一定影响，而出现血脂升高、消化退化、智力减退及骨质疏松等症状，所以更年期综合征出现的关键在于"性轴"功能的衰退。

●有哪些表现？

更年期综合征各种症状的出现和严重程度，与体质、健康状况、心理、情绪、环境、性格和文化修养等有密切关系。90%的妇女出现不同程度的临床表现，如个性和行为的改变，包括焦虑急躁、潮热多汗、悲观抑郁、孤独失落及情绪不稳等。其密切相关的疾病有外阴与阴道炎、生殖道肿瘤、更年期月经紊乱、冠心病及骨质疏松症等。

● 如何做好防护？

重视精神调理，消除急躁、忧郁、疑虑、悲伤、恐惧的不良情绪；保持心情舒畅，树立信心；注意劳逸结合，生活规律，定期排便；防止早衰，预防过早出现更年期综合征，并定期进行体格检查。

适当限制高脂肪及糖类食物，少吃盐、不吸烟、不喝酒及多食富含蛋白质的食物及水果、蔬菜等。

要注意根据具体情况，对更年期妇女进行定期常规阴道分泌物和宫颈检查；每年体检 1 次；保存妇女过去的病史，通过查阅，为每个更年期妇女细致地制订保健计划。

● 如何进行饮食调理？

更年期是一个特殊的时期，饮食的调理也就显得特别重要。饮食调理的总原则是按时定量用餐，不可暴饮暴食，做到粗细有别、干稀搭配、荤素适宜、色香味兼备、花色品种交替，做到既保证营养所需又能增进食欲，从而有益于健康。更年期由于体内内分泌调节功能减退，可能出现暂时性胃肠功能紊乱，如消化不良、腹胀、便秘等。因此，饮食的合理搭配就更显得重要。

补充蛋白质：最好采用生理价值高的动物性蛋白质，如牛奶、鸡蛋、动物内脏和瘦的牛肉、羊肉、猪肉等，因为这些食物不仅含有人体所必需的氨基酸，还含有维生素A、维生素B_1及维生素B_2等。特别是猪肝，含有丰富的铁、维生素A、维生素B_{12}及叶酸等，是治疗贫血的重要食物。木耳加红糖炖服，可治疗妇女月经过多。

多吃新鲜水果和绿叶蔬菜：如苹果、梨、香蕉、橘子、山楂、鲜枣、菠菜、油菜、甘蓝、太古菜、西红柿及胡萝卜等。这些食物不仅含有丰富的铁和铜，还含有叶酸、抗坏血酸和胡萝卜素，对防治贫血有较好的作用；而维生素C还能促进铁的吸收利用。

更年期妇女不应当偏食：饮食不可过于讲究精细，要粗细搭配，以保证蛋白质、维生素和无机盐的摄入量。适当食用粗粮野菜，同时安排一定量的乳类、蛋、大豆制品、新鲜蔬菜、水果、鱼类及海菜等。

应少吃过咸的食物：盐中所含的钠在组织内过多可致水分潴留，发生水肿，使绝经前易引起经期紧张症，造成更年期血压增高。每天用盐最好不多于6克。

要避免过饱：尤其糖类和动物脂肪摄入过多会使身体肥胖，加重心脏负担并发生动脉粥样硬化。忌食茶、咖啡、烟和酒，尤其浓茶、高度酒应加以限制。

食欲较差时不宜食用油腻食物：可用红枣、桂圆加红糖做成红枣桂圆汤；或用红枣、赤小豆、江米做成红枣小豆粥；亦可用红枣、莲子、糯米煮粥食用，均可收到健脾、益气、补血的效果。

其他：有水肿、血压升高、头晕心慌和失眠等大脑皮层和自主神经功能失调现象的更年期女性，在饮食上应注意以下几个方面：①摄取足够的B族维生素。粗粮（小米、玉米、麦片等）、蕈类（蘑菇、香菇）、动物的肝肾、瘦肉、牛奶、绿叶蔬菜和水果等，均含有丰富的B族维生素。维生素B_1对神经系统的健康、增进食欲及帮助消化有一定的作用。②减少食盐量。可行低盐饮食，每天食盐控制在3~5克，对利尿、消肿、降压均有好处。③少吃刺激性食物（如酒、可可、咖啡、浓茶）以及各种辛辣调味品（如葱、姜、蒜、辣椒、胡椒粉等），以保护神经系统。④还可吃些安神降压食品，如猪心、芹菜叶、红枣汤、红果制品、酸枣及桑椹等。

● 如何进行精神调养？

更年期女性一般属于阴虚阳亢型体质，容易躁动，因此可接受相应的心理治疗。肝藏魂主怒，肝阴不足则易怒，好发脾气。心藏神，心阴不足则心烦失眠。从心身医学角度分析，这类患者性格不平和，又加之外部环境（如社会工作）压力，引起了应激反应，出现了心理和生理的异常状态，也称心身性疾病。心理治疗，首先是疏泄疗法，鼓励患者将内心苦痛宣泄出来，减轻心理压力，释放心理能量，能讲的尽量全部讲出来，不能讲的可以书面写出来；其次，需要接受认知行为疗法，让患者提高认识，改变不当的行为。还有，这类患者首先要学会如何做一个受人欢迎、受人尊敬的人，要多做善事、助人为乐，做到心灵美、语言美、行为美。

2.妇科炎症

● 如何辨识？

妇科炎症是指女性生殖系统受到各种致病菌侵袭感染后发生的一类炎

症，是妇产科常见病。

妇科炎症多由于感染引起，可发生于下生殖道，如外阴炎、阴道炎及宫颈炎；也可侵袭上生殖道，即内生殖器，发生于子宫及其周围结缔组织、输卵管、卵巢及盆腔腹膜。炎症可局限于一个部位，也可同时累及几个部位。上生殖道炎症，又称为盆腔炎。其若在急性期未得到彻底治愈，则转为慢性盆腔炎，往往经久不愈，并反复发作，不仅严重影响妇女健康、生活及工作，而且给家庭和社会造成负担。

● 如何做好防护？

女性在日常生活中应注意生殖器官的卫生：做到正确冲洗外阴，勤换内衣内裤，内裤不宜使用化纤类织物，不使用卫生不合格的女性卫生用品，忠实自己的性伴侣，避免直接和间接的病原体感染。

重视妇科检查，重视治疗：要定期到正规的医疗机构做妇检，如果发现患有炎症，应及时正确治疗，以免延误最佳治疗时机而演变为慢性炎症。要注意观察白带的量、质、色、味。白带量多、色黄质稠、有臭秽味者，说明病情较重；如白带由黄转白（或浅黄），量由多变少，味趋于正常（微酸味），则说明病情有所好转。

中医治疗采取阴道纳药、中药熏洗及中药口服的方式：针对慢性炎症的反复发作多途径给药，可促进消除炎症，松解黏连；并可提高患者的体质，有效防止炎症的反复发作；改善月经不调、疼痛等临床症状。

不滥用抗生素：长期大量应用抗生素会破坏阴道细菌间的制约关系，使念珠菌失去抑制、过多生长而致病。有些患者因患有慢性盆腔炎，稍感不适就自服抗生素，长期服用可出现阴道内菌群紊乱，引起阴道分泌物增多，呈白色豆渣样白带，此时应立即到医院就诊，排除真菌性阴道炎。

积极治疗糖尿病：糖尿病患者平时可用苏打水清洗外阴，提高阴道pH值，抑制真菌生长。用药物避孕的妇女如果反复发生真菌性阴道炎，应停用避孕药，改用其他方法避孕。

● 日常生活中如何预防？

养成良好的卫生习惯：上厕所前也应该洗手；不滥用不洁的卫生纸；排便后擦拭外阴时宜从前向后擦；每日清洗外阴，换洗内裤并放于通风处晾干；盆具、毛巾专人专用；内裤与袜子不同盆清洗；但要注意不过度讲究卫生。有些患者就诊时说自己非常注意卫生，每天要清洗外阴 2～3 次，每次还用冲洗器或手清洁阴道，其实这种做法是错误的。因为阴道内环境呈弱酸性，又有许多菌群共同存在，菌群间的相互制约作用能抑制某种菌属过度增长而致病，这是人体的一种自然防御系统。过度清洗阴道无疑将破坏阴道的弱酸环境和菌属间的相互制约关系，使阴道上皮的抗病能力下降，引起念珠菌或其他细菌所致的阴道炎。

杜绝各种感染途径，保持会阴部清洁、干燥。每晚用清水清洗外阴，做到专人专盆，切不可用手掏洗阴道，也不可用热水、肥皂等洗外阴。患盆腔炎时，白带量多、质黏稠，要勤换内裤，不穿紧身、化纤质地的内裤；不借穿他人内衣、内裤及泳装。使用公共厕所时，尽量避免坐式马桶；提倡淋浴，不洗盆浴；浴后不直接坐在浴室坐椅上；不在消毒不严的游泳池内游泳。

经期、人流术后及上环、取环等妇科手术后阴道有流血，一定要禁止性生活，禁止游泳、盆浴、桑拿浴，要勤换卫生巾，因为此时机体抵抗力下降，致病菌易乘虚而入，造成感染。

妇科炎症患者一定要遵医嘱，积极配合治疗。患者应卧床休息或取半卧位，以利炎症局限化和分泌物的排出。慢性盆腔炎患者也不要过于劳累，做到劳逸结合，节制房事，以避免症状加重。

发热患者在退热时一般出汗较多，要注意保暖，保持身体干燥，出汗后尽快更换衣裤，避免吹空调或直吹对流风。

● *如何饮食调护？*

要注意饮食调护，加强营养。发热期间宜进食清淡、易消化食物，高热伤津的患者可饮用梨汁、苹果汁或西瓜汁等，不可饮用冰镇后果汁。白带色黄、量多、质稠的患者一般属中医辨证的湿热型，忌食煎烤、油腻、辛辣之物。少腹冷痛、怕凉、腰酸疼的患者属寒凝气滞型，在饮食上可给予姜汤、红糖水及桂圆肉等温热性食物。五心烦热、腰痛者多属肾阴虚，可食龟、鳖等血肉有情之品，以滋补强壮。

3.痛 经

● *如何辨识？*

痛经，系由情志所伤，六淫为害，导致冲任受阻；或因精血不足，胞宫失于濡养，致经期或经行前后呈周期性小腹疼痛的月经病。

其在经期或经行前后，小腹疼痛，痛及腰骶，甚则昏厥，呈周期性发作。好发于青年未婚女子。应排除盆腔器质性疾病所致腹痛。

● 如何做好防护？

经期注意劳逸结合，避免剧烈活动。

调节心情，避免紧张情绪。

可做摩腹运动，注意腹部保暖。

忌食辛辣、生冷、滋腻之品。

月经期间禁止房事，以免经血逆流或发生感染。

适当应用止痛药物(如复方颠茄片、阿司匹林等)。

激素治疗主要应用于已发育成熟的青年妇女，不宜应用于青春期少女。

疼痛剧烈时，可以配合针灸治疗，也可热敷小腹部及艾灸关元、气海等。

4.乳腺增生病

● 如何辨识？

乳腺增生病是一种乳腺组织的良性增生性疾病，特点是单侧或双侧乳房疼痛，并出现肿块，肿块和疼痛与月经周期及情绪变化密切相关。本病好发于中青年妇女(20~50岁)，是乳房最常见的疾病。

乳房肿块可同时或相继发生在两侧乳房内，多个而大小不一，扪之有豆粒大小的韧硬结节，可有触痛。肿块边界欠清，与周围组织不黏连。

乳房胀痛随喜怒而消长。胀痛常有周期性，月经前加重，月经来潮即缓解。

● 有何临床表现？

乳腺增生病的基本临床表现为乳腺肿块和乳腺疼痛。约80%患者有乳房疼痛的症状，多为双侧疼痛，也可单侧疼痛，疼痛性质分为胀痛、刺痛、窜痛、隐痛或触痛。乳房疼痛的表现常不稳定，在月经前可加重，也常在情绪变化、劳累及天气变化时加重。多数乳房肿块为多发，肿块大小不等，质地硬或硬韧，肿块不与皮肤黏连，肿块表面常不光滑，触之有颗粒感。乳房肿块在月经前增大，月经来潮后缩小变软。除以上症状外，患者常感觉情绪不畅或心烦易怒，可兼见痛经、月经前后不定期等，少数患者乳头溢出棕色或淡黄色液体。

●如何防治？

经常自我检查和定期复查：对于中年女性，乳腺的自我检查是非常重要的。每个月应该找一个时间平躺或坐下来，将4个手指并拢，平着捋自己的乳房，感觉一下有没有哪个部位有异物感，如果摸起来不太平就可能是长结节的位置。检查时要特别注意乳房的外上方，因为这个部位的腺体最多，45%的乳腺增生会发生在这里。此外，乳房内上方、内下方、外下方和乳晕处都有可能出现增生。

当发现患有乳腺增生后，不要惊慌失措，应保持良好的精神状态和平和的心态，保持情绪稳定，减少精神刺激。据统计，85%患者在患病前有不良情绪。精神刺激可致体内雌激素水平升高，内分泌紊乱。乳腺增生对人体的危害莫过于心理的伤害，因很多患者缺乏对此病的正确认识，过度忧虑悲伤，造成神经衰弱，内分泌失调，促使增生症状加重，故应解除各种不良的心理刺激。

少吃高脂肪食物，少饮酒，多喝牛奶，常饮绿茶，多吃海带，多吃大豆制品、新鲜水果和蔬菜。

生活要有规律，注意劳逸结合，积极锻炼身体，保持性生活和谐，调节内分泌紊乱。此外，保持大便通畅也会减轻乳腺胀痛。

●是否要手术？

对乳腺增生病来说，局部切除手术不能达到治疗目的，更多地在于排除乳房恶性病变。对于肿块较硬，难以与乳腺癌鉴别时，行手术治疗以明确诊断也是必要的。如果是弥漫性的严重增生，经常疼痛，吃药也没有好转，而且持续时间达到两三年，也可以选择手术。若结节较多且范围非常广泛，同时合并淋巴问题、乳头有血性分泌物出现或有乳腺癌家族史，一般可考虑手术。

●日常注意哪些事项？

应保持心情舒畅，情绪稳定。

适当减少脂肪类食物摄入。

钼钯X线乳房摄片、冷光源强光照射、B超扫描及液晶热图像等检查有助于诊断，必要时做组织病理学检查。

及时治疗月经不调、慢性盆腔炎或子宫肌瘤等疾病。

中医中药疗法，比如可以服用中成药乳癖消片、小金丹或乳康片。

应定期检查，防止恶变。

5.子宫肌瘤

● 如何辨识？

子宫肌瘤是女性生殖系统最常见的良性肿瘤，主要由子宫平滑肌组织增生形成。

子宫肌瘤的主要症状表现为子宫出血、疼痛、腹部包块、邻近器官的压迫症状、白带增多、贫血和心脏功能障碍等。

本病多发生于 35～50 岁妇女。据相关资料统计，35 岁以上妇女中，约 25%患有子宫肌瘤，但多数患者因肌瘤小、无症状而未能发现。

● 临床表现如何？

在子宫肌瘤的早期，绝大多数患者无症状，往往在普查或B超检查时被发现。倘若子宫肌瘤的生长影响子宫腔的形态或使子宫内膜面积发生改变，或为黏膜下肌瘤，或长在特殊部位（如子宫颈、阔韧带内），或肌瘤较大、增长速度过快，则可引起一系列的临床症状。最常见的临床症状有以下几个方面。

（1）月经改变：当肌瘤使子宫腔变大、子宫内膜面积增大、子宫收缩不良或子宫内膜增生过长，或为黏膜下肌瘤，均可表现为经期延长、月经过多，若治疗不及时可致贫血。

（2）腹部肿块：当肿物较大或增长过快时，往往于小腹正中可摸到包块，质地较硬，在清晨膀胱充盈时更易摸到。

（3）白带增多：肌壁间肌瘤使子宫腔面积增大，内膜腺体分泌增多，并伴有盆腔充血，致使白带增多。若为黏膜下肌瘤，其表面容易感染、坏死，产生大量的脓血性分泌物，伴有臭味。

（4）排尿、排便异常：肌瘤较大或生长在子宫颈、阔韧带等处，可出现挤压盆腔邻近器官的临床症状，如大便秘结、小便频数、残余尿增多、输尿管移位及肾盂积水等。

（5）腰酸腹痛：常见的是下腹部坠胀、腰背酸痛等。在一些特殊情况下，可出现急性疼痛，如带蒂的肌瘤发生扭转或妊娠时肌瘤发生红色变性，可伴发热。

（6）不孕：据报道，约 25%～40%的妇女由于肌瘤压迫输卵管或使之扭曲，而影响输卵管的正常功能，或肌瘤导致宫腔变形，妨碍受精卵着床而引起不孕。

● *如何做好防护？*

重视妇科病普查，一年至少检查一次。一般宫颈刮片检查就可发现早期宫颈癌，B超检查也能尽早发现子宫、卵巢及盆腔的肿瘤。若检查发现子宫肌瘤也不必过分紧张，早期发现、早期对症治疗，则预后一般良好。

少食高脂肪、油炸或高胆固醇的食品(如动物内脏)。不要盲目进补，否则易诱发子宫、卵巢及乳腺肿瘤。应多吃高纤维素的食品(如绿叶蔬菜、水果等)。另外，可适当摄入豆类或豆制品。

目前，若确诊患有子宫肌瘤，除少数情况外，一般通过中医治疗可获得良好的控制和缩小子宫肌瘤的效果，改善症状，促进妊娠，避免手术和复发。

中医药治疗，注重"经络气血通畅，百脉皆通"，采用内服、外敷及灌肠等相结合的方式，综合调节，重建机体内环境平衡，阻断肌瘤发生发展的恶性循环，能达到控制子宫肌瘤进一步增长、控制新病灶出现，缩小、消除肌瘤的目的。

以下情况应考虑手术治疗：经保守治疗无效者，绝经后子宫肌瘤增大者，肌瘤近期内有明显增大、肌瘤发生变性、怀疑有恶变可能者，由于肌瘤压迫导致反复流产或不孕者。

6. 子宫内膜异位症

● *如何辨识？*

子宫内膜异位症是指具有生长功能的子宫内膜，在子宫被覆面以外的地方生长繁殖而形成的一种妇科疾病。其中，异位于子宫肌层的，称为内在性子宫内膜异位症或子宫腺肌症；异位于子宫肌层以外部位的，称为外在性子宫内膜异位症。外在性子宫内膜异位症较内在性子宫内膜异位症为多，因而临床上所称子宫内膜异位症一般指外在性子宫内膜异位症。子宫内膜异位症是发病率日益上升的一种妇科常见病，多见于30~40岁妇女。患者多并发不孕，一旦发生妊娠，则异位内膜也呈蜕膜改变，病变缩小或消失，症状缓解。绝经后，异位内膜也随卵巢功能衰退而逐渐萎缩吸收，但也偶见绝经后发病者。子宫内膜异位分布范围甚广，常见于盆腔腹膜及盆腔器官的表面，如卵巢、子宫骶骨韧带、子宫下段后壁浆膜层以及覆盖于子宫直肠陷凹等处，故有"盆腔子宫内膜异位症"之称。

● 有哪些表现？

子宫内膜异位症的主要症状是继发性痛经，伴下腹部及背部进行性疼痛，常可放射至腿部。疼痛常于月经 1~2 天开始，相当于异位子宫内膜出血时；月经开始时，疼痛达到最高峰；在行经期，大多数患者疼痛可缓解。但在晚期患者中，尤其当盆腔有广泛和显著黏连时，疼痛可持续存在。典型的继发痛经患者多在 30~45 岁。有的子宫内膜异位病灶导致子宫后倾，常有性感不快、性交痛甚至性交困难。约 1/3 原因不明的不孕与子宫内膜异位症有关。

● 如何做好防护？

避免在临近月经期进行不必要的、重复的或过于粗暴的妇科检查；尽量减少不必要的创伤性妇科手术（如人工流产等）。

运动锻炼：每周运动超过 2 小时的女性患子宫内膜异位症的概率比没有运动者少 1 倍，其中以练习跑步和弹跳效果最佳，因为这些运动对肌肉和关节的牵拉和刺激作用最强，后者又能提高雄激素的浓度。

饮食保健：忌一切寒凉食品，少肥厚油腻，慎酸感重味，多吃温性补益作用的食物（如核桃肉、大枣、桂圆及红糖等）。

宜采用中西医结合的办法，本着标本兼治的原则，通过内服、外敷、灌肠等多途径的治疗方式，在调整卵巢功能的同时，改善症状，调经促孕。

确实需要手术的，尽量避免接近经期施行手术；术中操作应轻柔，避免用力挤压宫体，否则有可能将内膜挤入输卵管或腹腔。

术后进行中医调理，以尽可能避免复发。

● 怎样进行运动锻炼？

腹式呼吸：端坐凳上，两足分开如肩宽，两手置于大腿上，掌心向下。采用腹式呼吸，口呼气时缓缓收腹，经鼻吸气时缓缓鼓腹。

侧屈运动：取坐式，两手叉腰，拇指向后，躯干左侧弯曲，左臂下垂，左肩耸起，左手上移，呼气，还原时吸气。如此反复 10~20 次。

压胸运动：取坐式，两臂屈曲于胸前交叉，上臂和肘部贴近胸廓。然后低头弓腰，两臂自然挤压胸廓，呼气，还原时吸气，如此反复 10~20 次。

转体运动：取坐式，叉腰同前，向左转体，右掌向前推出，掌心向外，指尖向上，呼气，还原后吸气；然后右转体，方法同前，方向相反。

如此反复 10~20 次。

压腹运动：取坐位，两手抵腹部前侧方，拇指向后，然后低头弓腰，两肘前摆，两手自然按压腹部，呼气，还原后吸气，再重复前动作，反复10~20 次。

转体弯腰：取坐式，两臂侧平举，手心向上，两腿伸直分开。弯腰的同时向左转体，以右手指触左足，呼气，还原时吸气，然后向右转体，方向相反，方法同前。反复 10~20 次。

抱膝疗法：坐位，两臂半屈前平举，掌心向下，左膝屈曲提起，两手抱小腿中下段拉向胸部，低头，呼气，还原时吸气，然后右膝屈曲提起，方法同前。反复 10~20 次。

抬腿运动：坐位，两下肢伸直，两手撑椅子边缘。左腿抬高伸直，呼气，缓缓放下时吸气；右腿抬高同前。如此反复 10~20 次。

折体运动：坐式，两臂半屈前平举，掌心向下，弯腰低头，至胸部贴近大腿，以两臂环抱大腿，呼气，还原时吸气。反复 10~20 次。

下蹲运动：站式，两手扶椅背，下蹲时足跟不离地，弯腰低头，呼气，还原时吸气。反复 10~20 次。

蹬车运动：坐式，两下肢伸直下蹬，如骑车蹬车动作，反复 10~20 次。

整理运动：站式，全身放松，两手于腹前交叉，左手在前，右手在后，方法同上。反复 10~20 次。

十四、皮肤科疾病

1.神经性皮炎

●是怎样发生的?

神经性皮炎，又名慢性单纯性苔藓，是一种以皮肤苔藓样变及剧烈瘙痒为特征的常见慢性瘙痒性皮肤病。本病好发于青壮年或成年人，一般夏季加重，冬季减轻。

神经性皮炎的病因至今尚未明确，一般认为本病的发生与自主神经系统功能失调以及大脑皮层兴奋和抑制过程平衡失调有关。情绪波动、烦躁易怒、过度紧张、神经衰弱等精神因素均可导致本病发生。此外，本病的诱因还有消化系统疾病、内分泌障碍、生活环境突然改变、接触物(如衣领等）的机械性刺激。部分患者吃了刺激性食物（如酒、辛辣食物）也可使病情加重。

●有哪些表现？

神经性皮炎皮损初起为有聚集倾向的扁平丘疹，干燥而结实，皮色正常或淡褐色，表面光亮。久之，丘疹融合成片，逐渐增大，皮肤增厚干燥成席纹状，稍有脱屑。自发阵发性奇痒，入夜更甚，搔之不知痛楚。情绪波动时，瘙痒随之加剧。多数有局部搔抓摩擦之血痂，经常搔抓形成皮肤苔藓化，以致越搔越痒，皮损加重，而成恶性循环。神经性皮炎可以分为局限型和播散型。局限型神经性皮炎 90% 以上发生于颈项部，亦可发生于前臂、肘窝、股部、股窝、腰骶部及外阴等处；播散型神经性皮炎可泛发于全身，但临床上较少见。本病病程延绵，治愈后，若遇情绪波动、睡眠不安、饮酒或食用辛辣食品等，均可导致疾病的复发或加重。

●怎样进行精神调养？

在人类的健康方面，恶劣的心境对人体的损害很大。精神紧张常常是神经性皮炎的诱因。

怎样才能保持良好的心情呢？经常参加集体活动（如文体活动等），与大家一起劳动、交谈也会改变大脑皮层的功能活动状态，使人在友情的温暖怀抱中生活，陶冶情操，增添生活乐趣，使心情舒畅，精神焕发。时常看看电影、电视及文艺节目，可以丰富精神生活。人们在日常生活中，难免会遇到这样那样的矛盾和挫折，应该以乐观的心态克服困难，解决矛盾。而战胜困难也会得到精神上的安慰。当遇到令人生气的事情时，可暂时离开，散散步，听听音乐，把情绪转移到另一方面去，使心情平稳下来。

●怎样进行饮食调理？

神经性皮炎是一种与神经精神因素有明显关系的瘙痒性疾病，故无论病症是虚还是实，均宜选用有安神定志作用的食物，故忌食辛辣、酒、海鲜等刺激性食物，饮食上宜以清淡为主。

虚证患者可多食性味平和、有补益作用的食物；实证患者则宜食用清淡、凉性的食物。在菜肴制作上，宜多炖、煮、焖，少煎、炸、烤等。神经性皮炎患者在饮食的选用上，应注意以下几点：

（1）凡病证表现为风湿热阻，属实证者，宜选用具有清热除湿作用的冬瓜、萝卜、芹菜、黄瓜及马齿苋等食物。

(2)凡病证表现为病程较长、血虚风燥，属虚证者，宜选用有养血润肤作用的鸽子、牛肉、乌骨鸡及大枣等食物。

(3)凡病证表现为肝郁化热者，宜选用具有疏肝泄热作用的丝瓜、苦瓜、荸荠、蚌肉及南瓜等食物。

2.湿疹

●有哪些表现?

湿疹是一种常见的、多发的过敏性炎症性皮肤病。这种炎症反应主要是人体体表表皮水肿形成海绵化，最后形成小水疱，以至发生糜烂、渗出。本病可以发生于全身各处，具有对称分布、多形损害、剧烈瘙痒、倾向湿润、反复发作及易成慢性等特点。皮肤损害以多形性，即红斑、丘疹、丘疱疹、水疱、渗出、糜烂、结痂、肥厚及苔藓样变等为临床特征，有时合并感染。本病可发生于男女老少，无明显的季节性，但冬季常常复发。发病部位常见于头、面、四肢远端暴露部位以及阴部、肛门等处。皮肤损害的形式可单独存在，也可同时发生两种以上皮损现象;在某一时期以某种皮损为主，而在另一时期又以另一种皮损为主;因病变的部位不同，皮损的形状也会不同。因为本病的最主要特征是明显的渗出和丘疹，所以命名为湿疹。

●是怎样发生的?

湿疹的病因很多，而且很复杂，常为身体内、外多种因素互相作用的结果，且多种因素可以同时存在。患者的过敏性体质是湿疹的主要原因，与遗传有关，可随着年龄、环境的变化而改变。以下因素均可诱发或加重湿疹:精神因素(如焦虑、紧张、情绪激动、失眠及劳累等)，内分泌失调，新陈代谢障碍，胃肠功能紊乱等;外界物理因素(如日光、寒冷、潮湿、干燥、抓搔及摩擦等)，化学因素(如药物、化妆品、肥皂、皮毛及染料等)，某些食物(如鱼、虾、羊肉等)及局部的不良刺激(如脓液、尿液等)。总而言之，湿疹是一种由内、外多种因素激发而引起的迟发性变态反应。

●局部湿疹有哪几种?

湿疹可发生于任何部位，虽然有上述的共同临床表现(局部皮损和瘙痒)，但由于某些局部的特定环境，病因和性质有所不同，临床表现也可有一定的特异性。现将常见的特定部位的湿疹分述如下。

(1)头皮湿疹：又称头部湿疹。其皮肤损害多为急性渗出性，常见的是脂溢性湿疹，由于皮脂溢出、头皮瘙痒而经常烫洗、抓搔等，引起皮肤的湿疹样改变；或者由于对染发剂、生发水过敏，肥皂、香波等刺激及头虱等引起头部瘙痒，经常搔抓也可引起头皮湿疹样改变。开始时，皮肤损害仅局限于头皮的某些部位，呈急性糜烂、渗出，若反复发作，可波及整个头皮，甚至蔓延至发际和面颈部。大面积的头皮湿疹或大量的渗出，可以将头发粘结成若干弯曲的团块，称为纠发症。另外，头皮湿疹易继发细菌感染，出现颈部淋巴结肿大，并且因脓液、皮脂及其他细菌代谢产物而产生臭味，甚至使头发脱落。

(2)眼周湿疹：多因患部对某些物质或眼药等过敏所致，也可与全身湿疹的原因有关。其主要发生于眼睑，可单独发生，也可与别处的湿疹同时存在。皮肤损害表现为多形性，与一般湿疹的过程相同，自觉瘙痒明显。

(3)口周湿疹：好发于儿童的口唇周围。由于口唇干燥而用舌舔唇的周围，或上下唇互相包舐，导致唇四周出现边界清楚的鳞屑性炎症斑，皮损干燥，并有小裂口。

(4)耳部湿疹：多发于耳后皱褶处，中医称之为旋耳疮，多见于少年儿童。其常由脂溢性皮炎或感染(儿童患者多为链球菌感染)引起，常两侧对称发生。皮肤损害表现为鳞屑性红斑或合并皲裂，以及流滋、糜烂、渗出。因中耳炎鼓膜穿孔、脓液外溢引起者，外耳道甚至耳廓也可发生传染性湿疹。另外，耳廓周围也会出现湿疹或脓疱病皮损。

(5)手部湿疹：又称疠疮，临床上比较多见，约占所有湿疹患者的1/3。其中，约有一半为接触过敏所致。其好发于30~50岁的壮年人，多为病程较长的慢性顽固性湿疹，易发生于手掌和手背，可蔓延至手腕部以及手指。皮肤损害以手掌的汗疱疹与发疹型水疱性损害为主，常在水疱未破前即干燥，以后脱屑，呈局限性干燥的鳞屑斑，或合并皲裂，常两侧对称发生，边界多不清楚。手背的钱币状湿疹为局限性苔藓化斑块，可发生水疱和鳞屑，也可同时存在水疱、红斑和鳞屑。水疱性湿疹易发生于手指两侧。手背湿疹侵及手指可引起湿疹性甲周炎，甲周皮肤肿胀、有鳞屑，继而可引起指甲的改变，甲根部变得浑浊、肥厚，甲板凹凸不平，但不发生甲破碎。手部湿疹还常因手指活动而发生皲裂，病程较长，顽固难愈。

(6)乳房湿疹：又称乳头风。其主要发生于乳头、乳晕及周围，境界较清楚。哺乳期患者多由于婴儿吮吸引起，皮肤损害表现为乳头肿胀、潮湿、糜烂、流滋及结痂，在乳头及其根部有皲裂，伴有疼痛，停止喂奶后多易治愈。男性患者常因洗澡时用力摩擦以及肥皂、沐浴液刺激引起，皮肤损害表现为乳头部肿胀疼痛，一般去除刺激因素后，可较快愈合。肥胖妇女和垂乳者常由出汗、浸渍等原因引起，于乳房下部皱褶处易发生潮红、糜烂、渗出。乳晕部的湿疹也可向外扩展至整个乳房。

(7) 脐窝湿疹：又称脐疮。脐窝积垢、搔抓摩擦、肥皂、沐浴液等刺激均可引起脐窝湿疹。其皮肤损害主要局限于脐窝内，很少累及脐外皮肤，皮损以糜烂、渗出及流滋为主，也可出现脐窝部鲜红或暗红色斑片，边缘清楚，自觉瘙痒。一般去除刺激因素后会很快痊愈。

(8) 股部湿疹：多因股癣或股部潮湿作痒，搔抓而引起，常两侧对称发生。皮肤损害多为苔藓样变，也可出现肥厚炎症性湿润、渗出及流滋，一般较局限，病程长，不易治愈。

(9) 肛周湿疹：发生于肛门四周，儿童多为蛲虫引起，成人多为肛门疾病(如肛裂、肛瘘及痔等)导致局部瘙痒，经抓搔而引起，其他如慢性结肠炎、直肠息肉、卫生纸刺激或过敏也会引起肛周湿疹。皮肤损害主要为肛门周围湿润、糜烂，以及肛门皱襞肥厚、皲裂，且皲裂常呈辐射状。

(10) 女阴湿疹：阴道炎症、子宫颈糜烂的白带刺激，糖尿病患者的尿刺激，卫生纸以及护垫的刺激或者过敏，均可引发女阴湿疹。女性外阴瘙痒症的长期搔抓也会引起湿疹。皮肤损害多发生于两侧大阴唇，也可波及小阴唇，多为慢性炎症改变，很少发生潮红、糜烂、渗出，瘙痒明显，夜间更甚，影响睡眠。由于反复搔抓，大阴唇皮肤会出现苔藓样改变，并有轻度糜烂、结痂，以及色素减退斑。

(11) 阴囊湿疹：又称肾囊风。局部刺激(如汗液浸渍、衣裤刺激以及过敏等)、身体代谢障碍、消化不良、精神因素等均可引起本病。病变急性期，其皮肤损害为阴囊水肿、潮红、糜烂、渗出、流滋及结痂；慢性期，则阴囊皮肤肥厚，皱纹加深，皱襞肥大加宽呈橘皮样或核桃壳状，色素加深，因经常搔抓也可出现不规则的色素消失小片，有鳞屑、糜烂、渗出等，有时可蔓延至肛周，甚至阴茎部，病程较长，常数月、数年不愈。

(12) 小腿湿疹：好发于小腿下1/3内侧，严重者可蔓延至膝，多呈两侧对称发生，常伴有下肢静脉曲张或慢性下肢溃疡(慢性小腿溃疡)。皮肤损害呈局限性暗红色，弥漫密集的丘疹、丘疱疹、糜烂及流滋，久而久之在接近踝关节处发生营养障碍性溃疡，皮肤变厚，色素沉着，部分患者皮损中心色素减退而形成继发性白癜风。

●有哪些特殊类型湿疹?

还有一些湿疹病程、临床表现等与一般的湿疹有所区别，为特殊类型的湿疹，现将常见的特殊类型的湿疹简要介绍如下。

（1）婴儿湿疹：又称奶癣，多发生于出生后2～6个月的婴儿。湿润型婴儿湿疹多见于肥胖婴儿，皮肤损害为先出现两颊部红斑、小水疱，因搔抓或摩擦，水疱破损后出现糜烂、渗出、流滋和结痂，其皮损会很快播散到其他部位，如额、头皮、颈、四肢和臀部。其中，在头面部多呈湿润结痂状，四肢则多呈红色丘疱疹或散在性小片湿润结痂，若引发继发感染，可出现附近淋巴结肿大。干燥型婴儿湿疹多见于消瘦婴儿，皮肤损害为皮肤干燥或伴干皮病，多呈鳞屑斑，丘疹、小水疱较少，抓搔后也可有轻度湿润结痂。约半数患儿于2岁时可逐渐自愈，其他则会转变为儿童湿疹。

（2）儿童湿疹：部分由婴儿湿疹转变而来，部分由外界物质（如花粉、羽毛、尘埃等）刺激而引起。其皮肤损害为轻度苔藓化及鳞屑性斑片，抓搔后出现轻度糜烂、渗出，也可为苔藓样变、丘疹、轻度糜烂三者交错呈斑片状。儿童湿疹常常由于剧烈瘙痒而致苔藓样变更明显，搔痒后越发加重，形成恶性循环。

（3）钱币状湿疹：长期的精神刺激、食物过敏（如酒类、鱼虾、辣椒等）、感染以及其他物理化学因素刺激可引发本病，或使本病加重。其初起多发生于手足背、四肢伸侧、髂嵴处、胸腹和上背部，皮肤损害为单发或少数散在的圆形红斑，其上有密集的丘疱疹、水疱和结痂，约4～5厘米大小，形似钱币，故而称钱币状湿疹。之后，红斑皮损可扩大成手掌大小，急性发作时会出现水肿、糜烂、渗出及流滋；慢性者为肥厚性鳞屑斑，较少发生丘疱疹、糜烂和渗出，自觉局部瘙痒。其病程较长，冬重夏轻，不易治愈，皮损消退后经一段间歇期后又会复发。

（4）自体过敏性湿疹：由于局部慢性湿疹或皮炎急性发作而引起远侧部位急性播散性湿疹样改变。发病原因涉及各种内外因素，如外伤、感染、局部皮肤的长期循环障碍以及其他物理化学因素，使皮肤组织细胞变性，它们和病灶部位的细菌代谢产物一起形成了自体抗原，刺激机体产生相应的抗体或抗原-抗体复合物，从而引发本病。其常常在反复发作的慢性顽固性湿疹的基础上，发生于受到某种刺激后，多发生于面、颈和四肢的伸侧，有时胸背部也可发生散在的皮损，多表现为丘疹、丘疱疹、糜烂及流滋等湿疹样损害，而且它的原发皮肤损害首先是一种急性发作，原发皮损随着后发皮损的减轻而减轻。

(5) 传染性湿疹样皮炎：局部有细菌感染灶，如瘘管、褥疮、中耳炎及已破溃的脓肿等，周围皮肤出现红斑、水疱、糜烂、渗出及结脓痂等多种形式的湿疹样改变；在糜烂渗出的周围，还可有散在的脓疱疮样损害；急性炎症消退后，皮肤损害处干燥且有鳞屑，甚至有裂口；感染灶治愈后，皮炎也可随之消失。

(6) 营养缺乏性湿疹：多发生于慢性酒精中毒、特发性脂肪腹泻等消化不良，以及减肥、节食者。皮肤损害主要为干燥肥厚性鳞屑斑，手掌、足跖部可有角化性丘疹或角化过度，女性患者可出现阴道干皱。

(7) 干燥性湿疹：又称皮脂缺乏性湿疹，多见于老年人，冬季加重，皮肤损害为大小不等的干燥红斑，微红，也可呈正常皮色，其上有微细长短不一的裂纹，并有细薄的鳞屑，边界多比较清楚，可发生于全身各处，一般多发于面颊、四肢和臀部，自觉瘙痒、刺痛和皮肤紧皱感，遇寒冷、干燥、吹风以及化学物品和洗涤剂可使局部皮损加重。

(8) 自体免疫黄体酮湿疹：是一种呈周期性的湿疹样病变，一般发生在女性月经来潮前1~2天和结束后数天内。皮肤损害为四肢、肩部、颈部的瘙痒性丘疹状的湿疹样改变，瘙痒明显。月经间歇期(经行过后)，皮炎可消退，下一次月经前又复发。

● 有哪些典型的皮肤损害？

湿疹的皮肤损害形态呈多形性，一个时期可以同时存在多种皮损。较典型的皮损通常有以下几种：

(1) 红斑：为局限性皮肤颜色的改变，既不高出于皮肤，也不凹下，通常为圆形、椭圆形或不规则形，边缘清楚。其中，大而成片的又称为斑片。一般说来，红斑压之退色多属血热，压之不退色的为血热挟瘀；红斑分布稀疏者为热轻，密集者为热重，红而带紫者为热毒炽盛所致。

(2) 丘疹：为局限的高出于皮肤的实质性丘形突起小粒，直径大多小于5毫米。丘疹顶部的形态有尖的、圆的、扁平的和中间凹陷(如脐窝)等多种；丘疹底部的形态也有圆形、多边形或不规则形等。丘疹可以发生于毛囊部位，也可以发生于其他部位；其存在的时间长短不一，其上皮可以有鳞屑覆盖，数目可多可少，可以散在分布或群集成片。介于斑疹与丘疹之间的稍隆起的皮损称为斑丘疹。若丘疹大小基本相等、密集成群且互不融合，则称为苔藓。在丘疹基础上，顶部再发生水疱甚至脓疱者，分别称为丘疱疹或脓疱(丘)疹。丘疱疹是湿疹最主要的皮损形式。

（3）水疱：为局限性空腔内含有液体且高出皮肤的损害。水疱直径一般小于 0.5 厘米，小如针尖或米粒大小者称为小水疱；小水疱互相融合或变大而超过 0.5 厘米者称为大疱；水疱内含有血性液体者称为血疱。水疱可以单个、散发或群集性分布，也可以变成脓疱或血疱。疱内液体可以是浆液、血液、血清、淋巴液或脓液等，其颜色也常因疱内所含液体成分不同而异。形态可以是半球形、圆锥形或不规则形，有的中间还会有畸形。疱壁可以紧张或松弛，一般较薄易破，疱周可有红晕，破溃后可发生糜烂，干燥后结痂脱屑。大水疱多属湿毒或热毒。水疱位置比较深者多属脾虚湿蕴不化。

（4）脓疱：为局限性含有脓液的皮肤隆起样损害，脓疱大小不一，可呈圆形、圆锥形、球形或不规则形，周围多有红晕，因所含脓的颜色不同，可呈现浑浊或微黄色，疱破后形成糜烂，溢出脓汁，然后结脓痂。在湿疹中多为继发感染所致。

（5）糜烂：为局限性的表皮缺损，多由于水疱、脓疱、丘疹表皮脱落而露出红色潮湿面，糜烂因皮损较浅而愈合较快，一般愈合后不留疤痕。糜烂渗出较多属湿热，糜烂结脓痂者为湿毒所致。

（6）渗出：由于表皮破损使组织液从其表面外渗称为渗出，多发生于水疱等皮肤破损之后。

（7）苔藓样变：又称苔藓化、皮革样变，为皮肤呈浸润肥厚、变硬、变粗糙，皮纹加深、加宽、干燥，像皮革样的局限性边界清楚的大片或小片损害，常伴反复局部搔抓、摩擦，多属血虚风燥或气血瘀滞。

（8）鳞屑：为表皮角质层的脱落，由于表皮角化过度、角化不全及水疱干涸等而发生，呈干燥性或油脂状的片状表皮附着物或堆积物，大小、厚薄不一，可有多种形状，小者呈糠秕状，大的约数厘米如云母状、蛎壳状和大片状，多系血虚生风化燥或肝肾不足，皮肤失养。

● 怎样进行饮食调理？

湿疹是一种变态反应性皮肤病，所以在选用饮食调理时，一般来讲宜清淡，忌食辛辣、海鲜等发物。由于每个人对各种食物的适应性不尽相同，患了湿疹之后的过敏原也不一样。同一种食物，有的患者吃了就会发出皮疹或使原先的皮损症状加重，而有的患者则没有明显的变化。因此，患者应该尽力回忆发病的原因，且不要再吃会引起食物过敏诱发疾病的食品，避免与这种过敏原接触，即使自己的饮食丰富多彩，又能改善体质、增进健康。在菜肴的制作上，还应注意尽量少吃或不吃煎、炸、炙、烤的食物，多采用炖煮、焖蒸、清炒的烹调方法，以防病情加重。

此外，湿疹患者在食材的选用上，还应注意以下几个方面：如病症性质属于湿热实证，宜选用具有清热除湿作用的茭白、芹菜、苦瓜及冬瓜等食物；如病症性质属于脾虚湿盛，宜选用具有健脾利湿作用的扁豆、丝瓜、萝卜、四季豆及猪肉等食物；如病症性质属虚证，多为血虚风燥，宜选用具有补血润肤作用的乳鸽、鸭、鲫鱼及猪肝等食物。

3.白癜风

● 如何辨识?

白癜风是一种常见的色素障碍性皮肤病，为后天性表皮黑色素细胞丧失而造成局部色素脱失。根据有关资料，其发生于所有的民族，占皮肤科门诊患者数的 0.8%～1.25%。白癜风患者以中青年为多，约占 68%～80%。

由于该病比较顽固，又好发于颜面等暴露部位，影响美容，甚至会给生活、社交及就业等带来一定的影响。因此，有些患者特别是一些年轻的患者往往精神上负担很重，到处访医求药。

● 是怎样引起的?

人体的表皮内有黑色素细胞，它能产生黑色素，以维持人体正常的肤色。黑色素在形成中要经历一系列的代谢过程，黑色素的前身酪氨酸在酪氨酸酶的作用下转变为多巴，后者又在酪氨酸酶的作用下变成多巴醌、多巴色素等，最后形成黑色素。在这一系列代谢过程中，一般需要铜、锌、铁和紫外线的参与。如某一环节发生障碍，均可影响黑色素的生成。根据临床分析及实验室检查，白癜风可能有下列发病因素。

（1）日光因素：黑色素的形成与日光有密切的关系。如人们晒太阳后，皮肤肤色就会加深。但是另一方面，白癜风多发生于春、夏季(约占 80%以上)，少数患者于暴晒后发病。有人做过这样的统计，在 100 例患者中，发现 7%的病例于日光暴晒后的数周内发病，12%的患者对日光敏感(即白斑在强烈的光照后可致严重的晒伤与大疱反应)，66%病例的白斑初发于暴露的部位。这是什么原因呢？这与日光中紫外线的波长有很大的关系。短波的紫外线可使色素脱失产生白癜风；长波的紫外线却相反，能促进黑色素代谢，产生黑色素。在日光猛烈的夏季暴晒之后，大量短波紫外线容易使皮肤发生炎症，损伤黑色素细胞，失去产生黑色素的能力，于是形成白癜风。

(2) 精神因素：有资料表明，白癜风患者在发病前后有精神紧张不安的情况。精神过于紧张，身体会分泌过量的肾上腺素，而肾上腺素也是由酪氨酸转变而来的。过量的肾上腺素合成，势必会消耗过多的酪氨酸，影响黑色素的产生，而诱发白癜风。

(3) 饮食因素：如上所述，黑色素的产生与酪氨酸、酪氨酸酶、铜、锌和铁等有关，如体内缺乏这些物质，无疑就会影响黑色素的生成，从而诱发白癜风。

(4) 药物因素：一些药物久服或常用后会影响黑色素的正常代谢，如甲状腺素、肾上腺素、去甲肾上腺素、硫脲、硫脲嘧啶、胱氨酸及半胱氨酸等。此外，大量服用维生素C可影响多巴变成多巴醌的过程，从而抑制黑色素代谢，引起白癜风。

(5) 遗传因素：有报道称，本病患者10.7%～38%有阳性家族史，并发现两对单卵双胞胎均发生白癜风，故认为其是常染色体显性遗传，与色素基因的代谢有关，表明遗传对本病有一定的影响。

(6) 自身免疫因素：白癜风患者往往合并自身免疫性疾病，因而被怀疑与免疫因素有关，如可合并甲亢、甲状腺炎、糖尿病、恶性贫血、风湿性关节炎、局灶性肠炎、斑秃、艾迪生病、局限性硬皮病及恶性黑色素瘤等。此外，在白癜风患者的血清中找到器官特异性抗体(如抗甲状腺抗体、抗胃壁细胞抗体及抗肾上腺球蛋白抗体等)，但其机制有待于进一步研究。

● 有哪些表现?

白癜风的临床症状主要是皮肤色素脱失形成白斑，其边缘清楚，边界附近的皮肤正常或色素增多，患处没有萎缩、鳞屑、发红或其他任何改变，也没有痛痒等任何自觉症状。白斑的大小及形状不定，数目也不定，可相互融合成片。其好发于面部、颈部、臀部、手背、阴茎、包皮及女阴部位等，患处的毛发常变白色。分布可不规则、不对称，或沿神经作带状或单侧性分布，有的损害非常广泛，有的则局限在某些部位。

在夏秋季节，强烈的阳光只能把患处附近的皮肤晒黑，但不能增加患处的色素，因而使白癜风的损害更加明显。由于患处缺乏黑色素的保护作用，强烈的阳光容易引起患处的皮肤发红及灼痛，甚至引起日光性皮炎。

白癜风的病程不定，有些扩展较快，新损害不断出现，短期内可波及全身；有些只有长期不变的一两片白斑，或是在皮疹发展到一定程度后自然停止发展而固定不动；还有少数患者可慢慢自愈。

●**怎样运用日光浴?**

经常适当晒太阳能促进黑色素生长，加速黑色素细胞转移到表皮各层中，使肤色加深，从而有利于白癜风的治疗。这是因为在黑色素的代谢过程中，阳光中含有的紫外线能激发酪氨酸酶的活性，加速酪氨酸氧化，促进黑色素的代谢。因此，近年来国内外运用紫外线照射治疗白癜风取得了较好的疗效。

但紫外线又能抑制皮肤中的一种称为硫基的物质，这种物质能抑制酪氨酸酶的活性，不利于黑色素的合成代谢。这就是白癜风虽然四季均可发生，但以夏季多见的原因，况且这些患者在发病前都有太阳暴晒的病史。因此，相当一部分白癜风患者担心夏季的到来。因为夏季阳光强烈，暴晒之后容易引起皮肤炎症，导致黑色素细胞受损，出现脱色斑，使病情加剧，所以白癜风患者又要避免太阳的暴晒。

因此，白癜风患者如何掌握日晒的时间和程度是配合治疗的有效措施。一般来说，秋、冬、春三季的阳光比较柔和，可选择中午前后的阳光照晒，照晒时间也可长一些。夏季的阳光比较强烈，宜选择早晚的时间进行日光浴。如果需要中午晒，可在室内通过玻璃，使短波紫外线减少后照晒，照晒的时间宜短些，次数多一些。这样就可以扬长避短，促进白癜风的愈合。

●**怎样运用按摩?**

对一些较轻微的白癜风，按摩可在一定程度上改善色素分布，有助于患处组织的修复和再生。白癜风患处局部按摩方法如下：

方法一：用手掌由白斑四周向中心推按21次，再由白斑中心向四周推按21次。

方法二：拇指与四指相对，捏拿白斑患处组织5~7遍，治疗一段时间后，可将局部皮肤揪起，以增加其弹性及松弛度。

方法三：对于面积大的白癜风，可用手掌按揉白斑局部1分钟，以感觉舒适放松为宜。

方法四：手握虚拳，轻轻叩打白斑部位1分钟。

●怎样进行饮食调理?

为了配合治疗，白癜风患者平时宜多吃一些富含酪氨酸与矿物质的食物，如动物瘦肉、肝脏、蛋、牛奶、新鲜蔬菜、豆制品、花生、芝麻、核桃以及贝壳类。

黑色素的合成离不开酪氨酸和酪氨酸酶，且两者缺一不可，否则就不能合成黑色素，肤色就会变白。其中，酪氨酸是从食物中摄取、消化、吸收而来的；而酪氨酸酶虽然是在体内合成的，但其活性与某些微量元素（如铜、锌、铁等）有关，当体内缺少这些元素时，就会降低酪氨酸酶的活性，这样也会影响黑色素的代谢。因此，白癜风患者还应在平时多吃一些富含铜、锌、铁等微量元素的食物（如乌龟、甲鱼等）。

由于维生素C能抑制黑色素的产生，故白癜风患者要少吃一些富含维生素C的食物，如鲜枣、山楂、猕猴桃、柚子及樱桃等。此外，还要忌食酸、辣之品。

4.痤 疮

●是怎样引起的?

在青春发育期，脸上长一些小疙瘩，俗称"青春痘"，医学上称之为痤疮，亦称"寻常性痤疮"，是常见皮肤病之一。

青少年时期正是痤疮的"好发年龄"。痤疮起病往往较缓慢，病情通常呈波浪式发展（即时轻时重），女性患者则通常在月经期前加剧。到了30岁以后，大多逐渐自愈。亦有少部分人可一直持续到40~50岁，甚至到60岁左右，但其病情往往是很轻微的。这些人虽为数不多，但亦非绝无仅有。

痤疮是由多种因素作用所引起的疾病。迄今为止，虽然其发病机制还没有完全弄清楚，但许多研究表明，内分泌因素、皮脂的作用以及毛囊内微生物等是致病的三个最主要因素。

男、女青年正处于生长发育阶段，身体情况（如内分泌、代谢等）发生着重大变化。由于性内分泌功能的变化，使体内生成了大量的雄性激素。雄性激素并非只有男性有，女性体内实际上也同样有。一方面，雄性激素可以使皮肤内的附属器官皮脂腺发生肥大、增殖，皮脂分泌增多。皮脂腺平常就像一个油泵，可不停地通过毛孔口将油性皮脂挤出到皮肤表面，从而使皮肤及毛发保持润滑和光泽。另一方面，雄性激素可以使包裹毛根（即毛发在皮内的部分）的毛囊壁增厚，毛囊皮脂腺导管发生角化栓塞。由于这条毛囊皮脂腺导管是正常皮脂排出的必经之路，若发生堵塞，皮脂排不出来就只好淤积在毛囊内，形成一种半固体的脂栓。这时，由于毛孔口被堵塞，整个毛囊便处于相对缺氧的状态，于是平时寄生在毛囊内的某些微生物［如痤疮棒状杆菌以及其他一些细菌（如白色葡萄球菌、卵圆形秕糠孢子菌）］便乘机大量繁殖（这是因为这些细菌属厌氧菌，在缺氧的环境下最活跃）。这些细菌能产生一种溶脂酶，后者可使皮脂中的甘油三酯发生水解，而生成大量的游离脂肪酸。而这种游离脂肪酸，特别是含有 8～14 个碳原子的短链脂肪酸类能侵犯和破坏毛囊壁，使毛囊及其周围组织发生非特异性炎症反应，其结果便形成了痤疮。

● 哪些人容易患痤疮？

一般来说，每个人在青春期体内发生的上述变化并无很大差异。但是，由于各人体内雄性激素的含量不等，以及身体的千差万别，再加上饮食习惯、健康状况的不同，还有遗传因素等原因，便出现了一些青年人易患痤疮，而另一些青年人则不易患痤疮的现象。且患者之间的病情轻重程度也不一样。而且实际生活中，有相当一部分人在整个青春发育阶段自始至终都未患过痤疮。

哪些人容易患痤疮呢？一般来说，平时喜欢吃动物脂肪丰富食物或高糖分食品者，患有某些慢性感染性疾病或有习惯性便秘者，经常面部油腻较多而满面油光者，或经常喜欢用油性化妆品者，均较容易患痤疮。

● 临床表现如何？

痤疮主要发生在身体皮肤多油的部位，如颜面部，特别是两颊、额部及颞部，也有在肩背部以及胸上部。皮疹常常对称，且伴有皮肤油腻较多现象。

痤疮的皮疹种类很多，轻者可有如痱子样大小，呈圆锥状突起的红色丘疹；或是顶端有黑点或白点的所谓"黑头粉刺"或"白头粉刺"，如用手挤压"黑头粉刺"，常可见到头部呈黑色而体部为黄白色的半透明牙膏状半固体脂栓物质挤出；亦可有内含黄色浑浊脓液的"脓疱"，如挑破疱壁，则有黄色脓液外流。重者可有豆大暗红色的硬实"结节"，内含黏稠分泌物的"囊肿"，隆起呈半球形、色红硬而疼痛的"脓肿"，或高起硬实如蟹爪样的"疤痕疙瘩"，亦可有呈小点状凹陷的"萎缩疤痕"等。但大多数患者仅以其中某一两种皮疹为突出表现。因此，各人临床症状不一定相同。

寻常性痤疮往往无特殊不适或者仅有轻微发痒，只有当炎症明显时才会有一些疼痛感。有极个别患者的痤疮损害较复杂，既有丘疹、粉刺、脓疱，又有结节、囊肿、脓肿、疤痕等，可谓集各种皮疹之大成。其病程往往冗长且又难治，愈后疤痕明显，对容貌影响很大，这就是痤疮中最严重的一种类型，称为"聚合性痤疮"。

● 怎样进行饮食调理？

饮食宜清淡，多吃蔬菜(如绿豆芽、马齿苋、蕹菜、大白菜、小白菜、莴苣、番茄、茭白、白萝卜、胡萝卜、冬瓜、苦瓜及丝瓜等)，多吃水果(如梨、荸荠、柿、柑、柚、苹果、香蕉、枇杷、桑椹、西瓜及菱角等)。有的学者认为，痤疮的发生与体内缺锌有关，因此宜常吃含锌食物，含锌丰富的食物有核桃、鱼、花生、贝类、瘦肉、动物肝脏、苹果及栗子等。忌吃辛辣、高糖(甜食、糖果、糕点)及高脂肪食物(猪油、牛油、奶油、油炸食物等)，因为这些食物会使毛细血管扩张，使皮脂的分泌增多。此外，痤疮患者还需忌吸烟、喝酒。

● 要注意哪些事项？

(1) 忌滥用油脂：尽量避免接触油脂，不应搽抹油脂类化妆品；避免长期应用含碘或含溴的药物，非必要时切勿滥用皮质类固醇激素。

(2) 切勿用手去挤压痤疮：因为挤压可使皮肤破损，致感染扩大，甚至因手中细菌从伤口进入而使炎症加重；而且挤压可增加疤痕形成的机会。最严重的后果莫过于由于挤压，可使细菌经血液"跑到"脑内，从而引起脑膜炎，甚至败血症。

(3) 保持皮肤的清洁卫生：宜常用温水、肥皂洗涤患部，亦可每次洗脸时用热毛巾湿敷面部数分钟，有助于去除面油，防止毛孔阻塞，减少继发感染的机会。

(4) 防止便秘：便秘会使应该排泄的毒素滞留在肠内，进而被吸收到毛孔内与汗和油脂一起排出，从而引起痤疮。

5. 黄褐斑

● 如何辨识？

黄褐斑主要是指两颊或前额部位的黄褐色色素沉着斑，常见于健康妇女，从青春期到绝经期均会发生，尤其多见于妊娠期妇女及口服避孕药者。男性也可患此病。黄褐斑还有"肝斑""孕斑""面斑""蝴蝶斑"等别称。

● 是怎样发生的？

黄褐斑的病因较多，一般认为其发生与内分泌有关。多见于妊娠期妇女，分娩后，来月经时即自行消失，这可能与孕激素水平提高有关。口服避孕药可致黄褐斑发生，经科学研究证明是由于雌激素和孕激素的联合作用所致，雌激素刺激黑色素细胞分泌黑色素，而孕激素可以促进其转运及扩散。一些慢性疾病(如女性生殖器官疾病、肝病、结核病、内脏肿瘤以及甲亢等)患者也常发生黄褐斑，推测可能与卵巢、垂体、甲状腺等内分泌功能有关。大多数患者在夏季日晒后诱发或加重，说明此病与日光照射有关。

● 临床表现如何？

该病的皮疹多分布在前额、颧部或面颊的两侧，也可见于颏部及上唇等处。皮疹为黄褐斑片，可呈淡黄灰色或咖啡色，深浅不定，大小不等，形态各异，或孤立散在，或融合成片，圆形或条状，一般多呈蝴蝶状。皮损一般界线明显，常发展到一定程度即停止扩大。病程经过缓慢，无自觉症状。日光照射或夏季颜色加深，冬季减轻。

若因妊娠而发病的，多于妊娠3～5个月后在面部出现局限性、边界清楚的褐色斑，乳晕和外生殖器部位也有不同程度的色素加深。一般分娩后逐渐消失。再次妊娠，黄褐斑可再次出现。有慢性肝病、结核病、内脏肿瘤、甲亢、女性生殖器官疾病等患者可出现黄褐斑，颜色可随病情加重而加深；疾病痊愈时，黄褐斑可自行消退。

● 怎样进行饮食调理？

黄褐斑是一种色素沉着性疾病，饮食调理对其有积极意义。

首先，饮食要适量，勿食辛辣油腻之品，忌烟、酒，尽量少食色素含量高的食品(如黑芝麻、乌豆等)。

其次，在日常饮食中要多食富含维生素C和维生素E的食物，如柚子、柠檬、苹果、柑橘、芒果、西红柿及山楂等新鲜水果、蔬菜。研究表明，维生素C能抑制皮肤内多巴胺的氧化作用，使皮肤内深色氧化型色素还原成浅色，从而抑制黑色素的形成和沉积。维生素E，俗称"抗老素"，具有抗氧化的生物学作用，可以减少痤疮和色素生成。患者还可多食蜂蜜，因为蜂蜜中维生素的种类非常丰富。

另外，多食猪胰或羊胰对黄褐斑患者也有一定帮助。研究表明，猪胰和羊胰中含多种消化酶，具有软化胶质组织、分解污垢中所含油脂的作用，故可消黑斑、泽肌肤。

●怎样预防与护理？

黄褐斑是一种常见病，目前没有满意的疗法，故在日常生活中注意调养十分重要。

要保持心情舒畅，和顺七情，调节情绪，忌忧思烦恼。中医认为，七情内伤是黄褐斑的主要病因之一，故保持正常心态对该病的预防与治疗都有重要意义。

注意饮食合理搭配，要多食富含维生素C和维生素E的食物，勿食或少食辛辣油腻食物和高色素食物。

避免日光暴晒，必要时可涂擦防晒霜等。

面部不宜滥用激素类等外用药物。

6.荨麻疹

●如何辨识？

荨麻疹是一种皮肤病。其特点是皮肤出现红色或白色风团，往往突然发作，发无定处，时隐时现，瘙痒，消退后不留痕迹，故又称为"隐疹""风疹块""瘰"等。该病可分急性和慢性两类。急性往往骤发速愈，慢性则反复发作可达数月或更久。

●是如何发生的？

荨麻疹是由于皮肤黏膜小血管扩张及渗透性增加而引起的一种局限性水肿。其病因复杂，主要有吸入类物质，如花粉、动物皮屑、真菌孢子、烟雾和某些挥发物；食物类，如鱼、虾、海鲜、蛋类、奶类等；药物因素，如异种血清、某些抗生素及阿司匹林等；感染因素，包括寄生虫、细菌、病毒及真菌等；物理因素，如寒冷、湿热、压迫及日光等；精神因素，如精神紧张或兴奋等。另外，接触某些动植物、某些昆虫叮咬及一些全身性疾病等也可致荨麻疹。

其发病机制有免疫性和非免疫性两类。免疫性主要由Ⅰ型变态反应引起，少数则可由Ⅱ型或Ⅲ型变态反应所致。非免疫性主要为刺激因子所致，如一些食物、物理因子、药物、化学物质及组织损伤等，其亦可直接作用于肥大细胞、嗜碱性粒细胞，使其释放组胺等血管活性物质而引发荨麻疹。某些特发性荨麻疹可能与先天遗传因素有关。

●有哪些表现?

患者皮肤上往往突然出现风团,风团一般可呈白色、红色或正常皮肤色;其大小不等,形态不一;或局部出现,或泛发全身,此起彼伏,发无定处,成批出现,时隐时现;持续时间长短不一,但一般不超过24小时,消退后可不留痕迹;有瘙痒、烧灼或刺痛感。有的患者搔抓后可见条索状风团;有些患者急性发作期可有过敏性休克样症状,如气促、胸闷、恶心、呕吐、腹痛、腹泻、心慌甚至血压降低等。

●怎样进行饮食调理?

荨麻疹患者虽然在饮食上禁忌较多,但也要注意营养搭配,以满足营养补充的需要。如瘦猪肉、鸡肉、猪肝等都可选用。另外,要多吃富含维生素C的蔬菜水果,如苹果、番茄、茄子、菠菜、橘子、青菜、梨以及水果皮。

荨麻疹患者在饮食上应以清淡为主,禁食辛辣刺激食物,如应慎食鱼、虾、蛋、奶及海鲜类等高蛋白质食物。荨麻疹患者还应限酒,因为饮酒过多会扩张外周血管,导致病情加重。

●如何预防与护理?

荨麻疹病因复杂,故应尽可能找出发病原因,并尽量避免接触,禁用或禁食某些导致机体过敏的物质、食物和药物。禁食辛辣刺激物;忌食鱼、虾、海味及羊肉等腥发物。容易引发荨麻疹的吸入物主要有花粉、动物皮屑、烟雾、某些真菌孢子及某些挥发性物质;药物有疫苗、异种血清、青霉素、呋喃唑酮(痢特灵)及阿司匹林等;物理因素有日光、寒冷、温热等;而精神紧张或兴奋、昆虫叮咬也易致病。故在日常生活中都应加以注意。

另外,在平时生活中要注意调理,适时增减衣物,避风寒,调情志,并加强体育锻炼,以减少该病发作。

外出时,要做好皮肤的自我保护。如遇寒冷、炎热、日光等易患因素时,可以使用护肤水、营养霜或防晒霜等。但不要滥用化妆品,不要擅自乱用药。

7. 脱 发

● 脱发都是病吗？

一头健康、华丽的头发是青春活力的一种标志，它不仅有保护人体的生理作用，而且浓密的头发往往象征着一个人身体健康。谁都希望自己有一头乌黑发亮的头发，这会使人容光焕发，富有魅力。相反，如果头发过早脱落，人就会毫无生气，更谈不上漂亮了。有些人过分注意自己的头发，如梳头或在枕上发现掉了一些头发就精神紧张，以为长此下去，头发就会越来越少。我们知道，脱发除了少数是病态外，多数为正常现象。

一个人的头发约有 10 万～15 万根，每根头发都由皮肤内的毛根和头发外的毛干两部分组成。一般来说，头发的生长速度约为每天 0.3～0.4 毫米，每月 1 厘米左右。毛发的生长速度与年龄、健康状况及个人体质有关。在人的一生中，毛发经常脱落和再生，而且周期性反复生长，即按着生长期、退行期、休止期等周期性地循环。伴随此周期，毛发和毛囊都有显著的变化。人的每一根头发都有独立的周期。头发的生长期是 5～7 年，长的可达 25 年；休止期为数个月；退行期则为 2～4 周。不是全部头发都处在生长期，约有 15%～20% 的头发是处于休止期的，每天都有极少部分头发处于退行期，此时头发就要脱落，这完全是头发新陈代谢的结果，属于正常的生理现象。

头发的生长和脱落容易受到内外环境的影响，如阳光的照射可加快头发的生长，心情不佳及某些疾病则可引起头发的脱落，常见的有斑秃、脂溢性脱发、早秃等。

● 为什么会脱发？

引起脱发的原因复杂，有些病变机制至今尚未明确，大约有下列因素。

(1) 精神因素：人的精神状态、心理变化等对头发的生长影响很大。精神高度紧张、过度疲劳及忧思过度等会造成供应毛发营养的血管发生痉挛，导致供血不足，于是营养不能充分供给毛母细胞而影响头发的生长与健康，出现头发易脱落等。斑秃患者在发病前往往有长期的或突然遭受强烈的精神刺激病史，如过度忧虑、悲伤、紧张和惊恐等。

(2) 饮食因素：对头发的生长影响也很大。长时间的不均衡饮食、消化不良或代谢功能不全等都会造成营养障碍，致使毛根发生萎缩，头发变脆而易掉，甚至出现脱发。如长期缺乏蛋白质、维生素及铜、铁等微量元素，头发就生长缓慢，变细、变黄、变稀，而且易脱落等。

（3）疾病因素：如急性感染性疾病可影响毛母细胞的功能，使毛囊处于休止状态而脱发。如有些患者有龋齿或扁桃体炎等病灶，因为细菌感染及其他感染导致血管发生血栓或小血管发炎，使其支配范围的毛发由于血液供应障碍而发生脱发。内分泌疾病由于激素分泌过多，可出现头屑多，以致患脂溢性脱发等。有人将312名健康人与104例无睾症和男性性功能低下者作了对比观察，结果发现，后一组始终没有脱发；前一组在性尚未发育的男子中未见脱发，但一到性发育期，部分人就出现了脱发，这说明雄性激素与脱发的关系密切。斑秃往往与甲状腺疾病有关，尤其是甲状腺功能亢进。

（4）遗传因素：据统计，约10%～20%的斑秃患者有家族史。

（5）物理因素：如吹风过频或时间过长，会使头发干燥，并逐渐发硬、发脆而脱落。长时间的束发把柔软易曲的头发紧紧地束缚在一起，会使头发产生断裂现象，甚至脱发等。

（6）化学因素：如洗头用的普通香皂，虽去污力大，但因其属碱性物质，刺激性较大，可使头发干燥易断；冷烫所用的化学药剂也会使头发变脆、变黄而易脱落。

（7）不良习惯：如经常用长而尖的手指甲抓搔头皮，会使头发过多脱落，甚至还会影响头发的正常生长；不注意头发的清洁卫生，经久不洗，会造成皮脂腺肿大发炎，甚至破坏毛囊，引起脱发；吸烟过多也会影响头发的生长及质量等。

● **怎样运用保健按摩？**

保健按摩就是用按摩头皮的方法来改善头部血液循环，增加头皮的厚度，恢复发根的生长功能，促使头发的再生。按摩方法主要有以下几种：

（1）生发乌发按摩法：改善头部气血，振奋精神，止头痛，防治脱发。做法如下：①两手十指端从前发际正中开始，沿头顶向枕后揉至后发际，再分揉至头两侧发际。如此重复3～6次，以发根部感觉温暖舒适为宜。②两手十指仍沿同样线路，有节奏地轻敲头部，反复5～7遍。③两手掌互擦至热，随之依印堂（两眉间之中点）→头顶→枕部→后发际→大椎穴（第7颈椎棘突下）的顺序摩擦，重复32次。

（2）生发治秃按摩法：①斑秃：沿足肾经由下而上，做局部按摩轻刺激5次；再用拇指按压三阴交穴（内踝尖上3寸，胫骨后缘）5次；在颈部侧方和风池（颈后枕骨下，与乳突下缘相平，大筋外侧凹陷处）、颈中、完骨（乳突后下方凹陷处，俯首取之）等穴，每穴按压3秒；最后在脱发处周围有规律地抓揉，按摩整个头部。②普遍性脱发：沿足肾经由下而上，做局部按摩轻刺激5次；再用拇指按压三阴交穴5次；在足膀胱经由上而下，做局部按摩刺激5次；最后在头上涂上生发营养膏，用指尖反复揉按。

（3）浴头法：可促进百脉调和，气血不衰，常练能防治脱发，达到驻颜美容的效果。先搓热双手和掌，然后两手掌心按前额，稍用力向下擦到下颏，再翻向头后两耳上，轻轻擦过头顶回到前额，如此反复15次；再用十指指腹均匀地轻揉整个头部发根15次；最后用两手拇指由太阳穴附近向头上捋，捋至颈部，如此反复15次。

● 怎样进行精神调摄？

俗话说："笑一笑，十年少；愁一愁，秃（白）了头。"对脱发患者来说，精神调摄很重要。有些人脱发本来很轻微，可是由于惊恐，结果使头发脱落迅速加剧，甚至全部脱光。也有的人看到自己的亲人或好友脱发，自己竟也随之脱发。这些人主要是因为不了解有关脱发病的知识，造成自我精神紧张所致。因此，首先要解除患者的思想负担，认识到脱掉的头发可以完全再长出来，坚定治疗信心。精神不要过于紧张，注意作息时间，若有失眠及神经衰弱，应同时积极进行治疗。

要区别病情予以不同精神调摄。如患的是斑秃，而且确实由精神因素所致，就必须调整心态，保持轻松愉快，这是治好斑秃的先决条件，如果能做到这一点，或许斑秃就会不治而愈。如患的是脂溢性脱发或早秃，虽然治疗比较困难，但也不必着急或焦虑，以免加重病情，最好的办法就是积极采取综合治疗措施，使脱发减轻或停止。如果不能治愈，也不要紧张，要知道脱发虽然使外表有所欠缺，但若使内在的才华气质溢于外表，就可弥补脱发所造成的缺陷。至于某些女性患者，如因脱发面积过大而有伤大雅，可以暂时佩戴假发，以减轻心理上的负担。

● 怎样进行饮食调理？

（1）禁忌糖类饮食：凡是糖类和含糖类饮料，以及由糖做成的糖果、过甜食品等，均属禁忌范围。国内外均有报道，糖能导致头发脱落，其机制是：糖能产生高热量，可以使汗腺、皮脂腺分泌旺盛，又能使皮下脂肪堆积，从而阻碍毛囊的营养供应而导致脱发。用中医的观点来说，糖味甘入脾，过食则碍脾生湿，湿浊上犯，蕴积于头皮，阻碍毛发的营养供给，并腐蚀发根而致头发脱落。

（2）限制摄入脂肪：多食含脂肪过高的肥肉，容易使脂肪代谢发生障碍，皮下脂肪堆积，皮脂腺分泌旺盛，皮脂外溢，影响毛囊营养供应而头发脱落。中医认为，脂肪属油腻之品，能使脾气滞运，湿热内生。正如明代著名医学家李时珍所说"多食则助热生痰，动风作湿"。湿热生则上壅于头皮，阻碍血气运行，并腐蚀发根而致头发脱落。

（3）少吃辛辣之品，不要酗酒：辛辣之物能耗气伤血，化热生风；酗酒则内生湿热，热气上蒸。气血不足，热灼风动，湿热熏蒸，均可致头发脱落。

（4）多食新鲜蔬菜、水果及含丰富维生素的食品：如豆浆、西瓜、黄瓜、冬瓜等。但要注意一点，中医辨证属于脾虚湿盛者不可多吃水果，多食会助长水湿之邪而加重脱发。

（5）多吃富含锌铁质的食物：缺锌可导致脱发（如斑秃等症）。秃发与铁元素缺乏有关，这种情况约占秃发发病率的30%。因缺铁而引起秃发者，应多吃富含铁质的食物，如动物肝脏、蛋黄、木耳、豆类、黄花菜、苜蓿、芥菜、红菜苔、芹菜、苋菜、芝麻及海带等；同时还应多吃富含维生素C的新鲜蔬菜和水果，以利于铁的吸收；只要注意饮食，就可以缓解头发脱落甚至治愈，新发会逐渐长出。古人云"发赖血养"。而铁是构成血红蛋白的主要成分，血液是养发之根本。从这一角度讲，为使头发健美，从饮食中补充铁质是非常必要的。

（6）膳食中应增加胱氨酸的摄入量：胱氨酸缺乏是头发脱落的原因之一。嗜好肥肉者容易秃顶，因为肥肉中缺少胱氨酸，先表现为头油较重、头发油亮，后渐渐干枯变脆或分叉，最后导致秃顶，所以膳食中应增加胱氨酸的摄入量。富含胱氨酸和蛋白质的食物如黑米、燕麦、面筋、玉米、黑豆、黄豆、花生仁、葵花籽、西瓜籽及南瓜籽等。

（7）注意饮食的合理调配：营养全面是头发健美的基础。国外有科学家通过对头发健康的研究认为，调整饮食对毛发生长有明显的促进作用。要使额头头发稠密，就应多吃新鲜水果、蔬菜，如胡萝卜、洋葱、草莓、桑椹、苹果、梨、杏、猕猴桃、西瓜及甜瓜等；要使头顶端头发稠密，宜少吃脂肪类食物，烹调油宜用葵花子油和芝麻油；要使脑后部头发稠密，宜多吃胡萝卜、菠菜、所有的红色水果、深颜色蔬菜和坚果。另外，黑芝麻和核桃是健美头发的最好食品，但应适量食用。

●哪些食物有防治脱发的作用？

(1) 葵花籽：含有丰富的植物油脂(含油率可达55%)，还含有蛋白质(30%)、糖(12%)、维生素、植物酸钙及磷等。葵花籽所含的植物油属不饱和脂肪酸，其中亚油酸占55%。亚油酸既能促进身体的生长发育和新陈代谢，又对人体毛发、皮肤的健康起着重要的作用，有使头发润泽美观、减少头皮脱屑及保持皮肤健美的作用。葵花籽蛋白质的质量和数量也可与各种肉类相媲美，能供给人体以营养和热量，也给头发和头皮的健康生长提供了主要养分。植物酸钙则能治疗发育不良，当然也包括头发生长不良。维生素也有保持头发秀美、皮肤细腻等作用。因此，可以说葵花籽是一种滋补性的美发美容食品，常吃能使头发秀美、富有光泽。

(2) 芝麻：含有丰富的脂肪油，主要成分为油酸、亚油酸，属不饱和脂肪酸，对人体的毛发和皮肤的健康起着重要的作用，能使毛发润泽光亮。此外，芝麻还含有蛋白质、卵磷脂、维生素及钙、磷、铁等微量元素，它们均有增加人体营养、改善头皮组织、增强头发的弹性及光泽等作用。因此，芝麻不失为一种滋补性强的美发美容佳品。

(3) 花生：花生含脂肪油量很高，达50%，比大豆多1倍以上，比油茶籽高20%以上，这种脂肪油属不饱和脂肪酸，对人体头发、皮肤的健美有很好的作用。体内如缺乏不饱和脂肪酸，头发就会变得干脆、易脱。花生中，蛋白质含量在30%以上，相当于小麦的2倍、玉米的2.5倍、大米的3倍，而且花生蛋白质极易被人体消化吸收，吸收率约达90%，能及时补养头发、皮肤的需要，促进头发、皮肤的新陈代谢。因此，每天吃一定量的炒花生，有很好的美发作用。此外，用棉花蘸适量花生油，涂搽头发，每日1次，能使稀少或干枯的头发变得浓密且富有光泽。

(4) 核桃：据测定，1千克核桃的营养价值相当于5千克鸡蛋或4.5千克牛奶，营养价值很高。核桃中，脂肪含量为68%～76%，且属不饱和脂肪酸，能润泽毛发、皮肤；蛋白质含量为17%～27%，能提供头发、皮肤营养，促进新陈代谢；还含有维生素和钙、铁、磷等微量元素，能促进头发及皮肤细胞的新陈代谢，增加头发和皮肤的光泽、弹性和润滑性，防止头发干枯断裂。

(5) 龙眼：含有蛋白质、脂肪、糖类和维生素等，能防止脱发。如血虚极易脱发，并伴有面色萎黄、四肢寒冷者，可将龙眼(干品)剥肉，蒸熟后取出，再置于日光下暴晒2小时，次日再重蒸重晒，约5蒸5晒之后，略加些冰糖，以开水冲调或煮成糖水，适量进饮，能防止脱发。此法对头发稀少者也有效。

（6）椰子：其果肉含油量很高，达60%～65%，油中的主要成分是游离脂肪酸、棕榈酸及月桂酸等，能滋润头发、皮肤，防止头发干枯、分叉及脱落。其浆也有黑发、润发的效能，《嘉祐补注本草》说"浆服之，主消渴，涂头益发令黑"。因此，常服椰肉或用椰浆洗发能起到美发、乌发的效果。

（7）桑椹：有滋阴养血、乌发、生发作用，《本草求真》所说"除热养血……乌须黑发"。服用桑椹，既可采取新鲜果实生食，也可用干果煎泡水喝，或研末冲服，或可将新鲜果实用布包挤滤取汁，加蜜熬膏服用；另外，可将桑椹同等量糯米熬粥食用。

（8）黑豆：有养阴血、乌须发的功效，亦可用于治脱发。用法：将黑豆用水煮熟，略加食盐以调味，每日空腹时嚼服2～3次，每次50～100粒，长期服用，数月后有效。

● 勤洗头好不好？

洗头发是为了清除头发上的灰尘、油垢和头皮屑，以保持头皮的清洁、卫生和美观。部分脱发患者误认为脱发是由于头发油腻或头屑太多，加之头皮瘙痒，以为是不卫生引起的，因而每日洗头，以为只要把皮脂洗掉，脱发就会减少，殊不知这样做反而使头皮屑越来越多。这是因为经常洗去皮脂，则皮脂腺愈发活跃。因此，脱发患者要学会正确洗头发。

洗头的时间应当根据头发清洁程度的情况而定。如果头发不脏，可每周洗1次；如果头发很脏，应该及时清洗。女性头发一般较长，灰尘等脏东西多在表面，洗发间隔时间可稍长一些，一般每周洗1次头为佳。若洗头太勤，加上用的肥皂或洗发液多少含有碱性成分，对头发的伤害反而增加。

此外，还可根据发质情况决定洗头时间。头发分油性、中性及干性三种。一般人的头发呈中性，脱发患者的头发多呈油性或干性。油性头发因皮脂分泌过多，头发油腻光亮；干性头发则干燥枯黄，缺乏光泽。中性头发一般1周左右洗头1次；干性头发可适当延长时间，10天左右洗头1次；油性头发可适当缩短时间，3天左右洗头1次。

关于脂溢性脱发的洗头时间，目前说法不一。有的主张勤洗，去除油垢，消除不良刺激，加强血液循环，改善毛发营养供应而促使毛发生长；有的则主张少洗，让皮脂堆积起来，产生反压力，使皮脂腺分泌减少而缓解脱发。一般认为，如伴有头皮瘙痒，洗头时间应以 3 天左右 1 次为宜；如脂溢严重，瘙痒较盛，难以忍受，还需每日洗 1 次。

洗发之前应当先把头发梳通，这样可减少头发脱落。洗发时不仅要洗净头发，还要清除头皮污垢，但不可用力抓搔头皮，以免抓破、损伤头皮。洗后，最好让头发自然干燥。如在夜间洗头，须待头发干燥后方可睡觉；否则水气不干，易生湿热，损伤头发。

洗头时应避免用过热或过冷的水，一般水温在 37~38℃ 最适宜。过热的水容易使头发受损伤而变得松脆易断；过冷的水则去污和去油腻的效果差，头发洗不干净。且最好用冲淋法，这样可使脏物和肥皂随水流冲走，避免残留。

洗发最好用中性洗发剂、洗发膏和低碱性肥皂，要避免用碱性很强的肥皂，以免碱性肥皂造成头皮干燥、头屑增多及头发脱脂变脆、失去光泽及弹性等。更不能用洗衣粉洗头，因为洗衣粉含碱量远高于肥皂，对头皮有强烈的刺激性，又容易伤害头发，经常使用，可使头发干燥枯黄，失去光泽。如有头皮屑者，可将少量食醋加入水中或直接淋在头上，半小时后冲洗即可。如是脂溢性脱发，还可用药物洗头粉洗发，处方为百部、苦参、川椒、雄黄、月石各 15 克，硼砂、小苏打各 10 克，共研末，每次洗头时加入温水 3 千克，洗后用清水冲洗干净即可。

● 怎样梳理头发？

(1) 梳发：常梳头发是保护头发的一个重要方面，它能刺激头皮血液循环，有利于头发的生长，还可以保持头发清洁、整齐、光滑、润泽和弹性。梳头既能祛除灰尘和头皮屑，使头发蓬松，空气流通，也有利于皮肤呼吸。

梳头时，切勿用力过猛，以免损伤头皮而使头皮受到感染。梳子不可公用，以免传染病菌。梳齿不可太尖或过硬，梳子要经常保持清洁，常用肥皂或去污粉洗拭。

梳子以木制为好，一般尽量少用塑料梳子。因为用塑料材质的梳子梳头能产生静电而损伤毛发。

(2) 理发：头发每天都在生长，长到一定的程度，头发就容易枯黄、变细、分叉，而影响头发的继续生长。理发能促进头皮毛囊的新陈代谢，刺激头发的生长，并增强黑色素代谢功能，使头发乌黑茁壮。脱发患者应尽量剪短头发，使原来输送到发梢的营养能够集中在发根，有利于头发的生长恢复。脂溢性脱发和斑秃患者还可采用将头发全部剃光的方法，来促进发根健康生长，方法是每日 1 次，用刀片刮剃，至发根长势旺盛为止。

（3）吹风、电烫：应避免吹、烫次数过频，头发会因电吹风灼热及化学药品的损害而过早老化、失去光泽或稀疏脱落。故一般人也应尽量间隔且延长吹烫间隔时间。脱发患者则必须停止吹烫头发，以免加重脱发。

● 如何预防与护理？

为了防止脱发和有利于脱发的恢复，加强生活起居的护理非常重要。一般来说，整个机体的健康状况良好，头发的生长自然也良好；反之，头发就枯黄、脱落。因此，防止脱发首先要改善体质，加强营养和体育锻炼。平时劳动时，头部出汗后要避免吹风；冬季要注意头部保暖，出门时戴帽以免受寒；夏天出门要戴草帽或凉帽，避免头发遭受烈日的暴晒。

劳逸结合，不可操劳过度，更不能连续熬夜；适当节制性生活，不可纵欲过度，以免耗伤肾精，使毛发失养而脱落。

十五、五官科疾病

1. 慢性鼻炎

● 有哪些表现？

慢性鼻炎以长期的鼻塞、流涕为特征，为人体常见病和多发病之一。其主要症状为长期持续鼻塞或间歇性、交替性鼻塞，鼻涕量多，可伴有头昏、记忆力下降、失眠、耳鸣及耳闭塞感等。

其病程较长，疲劳、感受寒冷后症状加重，易并发耳胀、耳闭。

鼻腔检查见鼻黏膜充血呈红色或暗红色，鼻黏膜肿胀以下鼻甲为主。

● 怎样做好防护？

积极锻炼身体，增强体质，以免伤风鼻塞。

积极防治鼻、咽、喉的各种慢性疾病，以防分泌物潴留而妨碍鼻窍的引流与通气。

戒除烟酒，防御有毒、刺激性气体及粉尘等对鼻腔的长期刺激。

避免局部长时间使用血管收缩剂，以免导致药物性鼻炎。

可以坚持服用中成药藿胆丸。

配合鼻部按摩、点按迎香穴、擦鼻梁及拉鼻中隔有一定辅助治疗作用。

2. 化脓性中耳炎

●有哪些表现?

化脓性中耳炎以鼓膜穿孔、耳内流脓为主要临床表现,多伴有听力障碍。

急性化脓性中耳炎发病急、病程短,可有发热及耳深部疼痛。多在感冒、疲劳及耳内进水时急性发作。

病情重或治疗不彻底者迁延成慢性化脓性中耳炎。

耳部检查:急性期者初见鼓膜充血,色深红,继而穿孔,耳内流脓;慢性期者鼓膜穿孔不愈合,长期或间歇性流脓。

听力检查呈传导性耳聋。

●怎样做好防护?

预防感冒,根治鼻部疾病。

戒除挖耳习惯,防止污水入耳。

采取正确的擤鼻方法,鼻塞时勿强行擤鼻。

鼓膜穿孔前宜侧卧健侧,以缓解疼痛;穿孔后,侧卧患侧,以利于引流。

忌辛辣、煎炒、油腥食物及烟、酒等。

及早应用足量抗生素或其他抗菌药物控制感染,务求彻底治愈。

注意休息,不要疲劳过度。

保持大便通畅。

全身症状重者给予补液等支持治疗。

3. 耳 聋

●耳朵为什么会听不见?

有位年过70岁的老人很耿直,平时爱管闲事。某日,其路见不平,跟别人大吵了一架,心里十分气愤。回到家里,突然感到右耳朵听不见了。当时正在气头上,气意未消,对耳朵听不见也没在意。一周后,气也消了,感到右耳听不到很难过,也不方便,才到医院就医。医生检查后发现老人得的是"暴聋",又称"突发性耳聋",是耳聋的一种,应尽早到医院治疗。这位老人虽经医生积极治疗,听力有所好转,但听力还是没有完全恢复正常。

●耳聋有哪几种类型？

(1)中毒性耳聋：发生明显与使用耳毒性药物有关，与年龄无关。追问病史，肯定有全身或耳局部耳毒性药物的使用或长期接触过程。这些药物主要有氨基糖苷类抗生素，如链霉素、新霉素、卡那霉素和庆大霉素等。其他一些非氨基糖苷类抗生素和氯霉素、红霉素，利尿剂中的依他尼酸和呋塞米，治疟药物中的奎宁和氯喹，重金属中的铅、砷、汞等，某些抗癌类药物如氮芥、氨甲蝶呤及博来霉素等，以及一些常用药如阿司匹林、普萘洛尔(心得安)、普拉洛尔(心得宁)、肼苯达嗪、萘普生、达而伟等均会引起中毒性耳聋。

(2)病毒感染性耳聋：主要是感染一些病毒或细菌性传染病的后遗症。这些疾病主要有流感、风疹、麻疹、流脑、流行性腮腺炎、耳带状疱疹及梅毒等。病毒感染性耳聋的发生多见于青少年患者。

(3)噪声性耳聋：发生与噪声环境有关。患者一般有长期接触工厂机器的轰鸣声(称之为连续稳态噪声)的病史，或短期接触枪炮和炸弹的爆炸声(称之为间断脉冲性噪声)的病史。机器的轰鸣声会造成耳朵听力的慢性损伤；枪炮和炸弹的爆炸声会造成听力的急性损伤，而且伤得很重。噪声性耳聋不属于老年性听力减退。

(4)突发性耳聋：多发生在晚间或晨起，以单耳多见，双耳少见，属神经性耳聋。它在数小时或数日内听力丧失达到高峰，往往伴有耳鸣，有部分人还伴有头晕、恶心及呕吐等。发病常与过度疲劳、情绪剧烈波动及酗酒等有关。

值得一提的是，有许多老年人某日突然感到右耳或左耳听不见了，很是焦急，到医院一看，原来是几十年未挖的耵聍阻塞了外耳道，待耵聍一去除，听力立即恢复正常，似乎有"柳暗花明又一村"的感觉。因此，老年人如某日感到听力不好，先不要着急，及时请医生看一看，也许并无大碍，但不要拖延，以免耽误治疗。

●什么是老年性听力减退？

听力减退轻者称之为重听，重者称之为耳聋。《左传》曰："耳不听五声为聋。"老年性听力减退又称老年性耳聋，通常是指60岁以上老年人，随着人体生理年龄的增长，双耳听力下降。初起对高频率的声音听不清楚(如戏曲中的高调、乐曲中的高音)，而对于一般生活中的对话还没有困难，故也没有引起老年患者的特别注意。之后，慢慢地对低频率的声音也丧失了听力，表现为听不清楚别人的一般讲话。其中有段时间还出现"讲轻了听不清，讲重了又嫌太吵"的现象，这在医学上称为"重振现象"。有时即使能听到别人的讲话，但也不知所云，容易打岔，这是人体老化过程中听觉器官衰退的表现，属生理性改变。但老年性听力减退的发生在发病年龄与发病速度上存在明显的个体差异，有的人50岁就出现听力减退，有的人到80岁还听觉敏锐，故不可一概而论，通常认为与遗传和人的整个生命历程中所遭受的各种有害因素影响有关。

据相关专家的统计，65岁老人患老年性听力减退的约占39%，75岁老人中约占45%。一般来讲，老年性耳聋主要具有以下几个特点：①双耳听力呈对称性下降。②听力下降属神经性耳聋，以高频损失为主，听力曲线呈下降型。③听力下降缓慢，与年龄大小呈正比。④语言听力下降比纯音听力下降更明显，即我们平时所感觉到的，能听到声音但不知道讲什么，且不易辨别声音的来源。⑤鼓膜的检查基本正常，或仅有鼓膜的混浊及轻度内陷。

● 老年性听力减退是如何发生的？

人体衰老信号：老年人机体的变化是一个逐渐积累的长期变化的过程，这些变化很细微，在生活中往往不易察觉，而且个体差异很大。有的人虽然年逾古稀，却毫无老态龙钟之象；有的人未过半百却早已未老先衰。当一个人随着年龄的增长，在没有特殊原因的情况下，慢慢出现渐进性的听力减退，就有可能是人体衰老的信号。一般情况下，衰老是人体正常的生理过程。在这个年龄段，老年人的耳部组织结构出现退行性变，鼓膜弹性减弱，听韧带及听骨关节钙化、僵硬，内耳神经节细胞也退化、萎缩，大脑听觉中枢的神经细胞也退变，故听力出现较明显的缓慢下降。

肾精亏损表现：中医学认为，肾在窍为耳，耳为肾之外候。耳是听觉器官，听觉的灵敏与否，与肾中精气的盈亏、人体气血的盛衰有着密切的关系。肾储藏着五脏六腑之精气，先天、后天之精气。"先天之精"来之于父母遗传，"后天之精"来之于饮食水谷，它们的来源虽然有异，但均同归于肾，两者是相互依存、相互为用的。

十六、肛肠科疾病

痔 疮

● 有哪些表现？

痔疮是指人体肛垫的增生、肥厚和下移。痔疮的发病率很高，在我国约为 50%。

痔疮的临床表现为肛门坠胀、便血、疼痛、脱出和瘙痒。其可分为内痔、外痔和混合痔三种。但大部分痔疮患者为混合痔，罕见单纯性内痔、外痔患者。

肛肠外科专家提出，没有症状的痔疮是无需治疗的，只有产生了明显的症状，才应该治疗，但治疗并非根治，而仅仅是为了消除症状。

● 如何做好防护？

避免久坐、久立、久蹲等单一持续姿势，适当变换体位。

养成定时排便的良好习惯，大便每日 1 次，最佳排便时间为早餐后20 分钟。

忌辛辣、刺激性食物和饮酒。

加强孕期保健，定期检查胎位。

温水坐浴，每次 15 分钟，每日 1 次。

每日做提肛运动，每日 1～2 次，每次 300 下，可在任何体位下自行锻炼。想做就做，不受限制。

酌情外用马应龙麝香痔疮膏或栓剂，以及口服痔疮中成药等。常用中成药有痔宁片、痔速宁片和消脱止等。

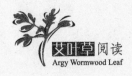
艾叶草 阅读
ARGY WORMWOOD LEAF

艾叶草·健康自我管理必备书

在阅读中收获健康，让"健康"成为一种习惯

什么是"艾叶草·健康自我管理必备书"？

世界卫生组织研究发现，个人的健康和寿命 60% 取决于自己。我们"艾叶草"图书的理念就是"健康地传播健康知识"。这个品牌的每一本书都是经过精心挑选、专家审核认定的，力求将科学的健康知识传递给您，充分挖掘您的健康潜能，为您和您的家人送去一份健康。

"艾叶草·健康自我管理必备书"的特点

1. **精选**：通过专家审稿，将科学的健康知识传达给全民。
2. **悦读**：以精练的语言、富有创意的形式传播健康文化。
3. **益身**：通过阅读，健康潜移默化地成为一种生活的习惯，提高生活品质。

"艾叶草阅读"书目

《健康膳食 248 问》
《传染病防治 216 问》
《慢性病防治 200 问》
《骑行，健康才是正经事》
《社区居民健康自我管理手册》
《标本兼治看胃病——30 年诊疗经验》
《那把柳叶刀——剥下医学的外衣》
《健康，几秒钟的事——数字里的健康密码》
《怎样吃才营养又健康——著名营养学教授的饮食指导》
《舌尖上的"毒食"——越吃越恐怖的N种食物》
《顺自然而动——最健康的自然养生法》
《一分钟自诊自疗，做自己的主治医生》

《癌症不可怕——30年肿瘤诊治手记》
《植物药的识别及临床实用手册》
《中药治疗常见病速查手册》

◎ 在哪里可以买到艾叶草系列图书？

1. 全国各新华书店
2. 当当网、京东商城、亚马逊卓越等图书销售平台
3. 天猫图书专卖店http：//zjdxcbs.tmall.com

标本兼治看胃病——30 年诊疗经验

治疗胃病从认识胃的结构和消化过程入手
培育好您的后天之本，与胃一起快乐生活

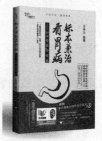

　　生活中不经意间的细微的致病因素，也可以慢慢累积起来伤胃，我们的胃怎能经受得住这种长年累月的折磨？中医在两千多年前就强调"治未病"的重要性，今天的我们更应该采取积极的预防措施，来保护胃的健康。

　　这是一本让你走出治疗、预防胃病误区的佳作。相信通过本书，你能清楚地认识胃与生命、疾病与健康的关系，懂得运用合适的方式方法改善它们的关系，即便在患上胃肠疾病后，仍然能够重新建立起胃肠与生命系统的高度和谐。

　　本书专门介绍了一些如何及早发现胃病，防治胃病，最终彻底远离胃病的基本原则和通俗易学的方法。

作者：王来法
ISBN：978-7-308-11766-1
定价：29.00 元

舌尖上的"毒食"——越吃越恐怖的 N 种食物

了解不健康的食物，才能将其摒弃；
获悉正确的饮食方式，才能够有效保持健康。

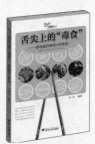

　　你知道自己不断努力，体重为何还是有增无减吗？你知道为什么自己十分注重保健养生，身体状况还是没有达到理想的预期吗？你知道为什么物质生活日益丰富的今天，人们患上心血管疾病以及各类癌症的概率这么高吗？

　　本书将逐一向你介绍生活中这些鲜为人知的"秘密"，盘点生活中各类不健康食品，搜罗各式错误的饮食搭配，揭秘光鲜食物背后隐藏的奥秘，让你充分了解常见的饮食误区，并教给你有效的解决方法，从而让你拥有健康的生活！

　　本书内容全面科学，指导性强，方法简单易行。

作者：李哲
ISBN：978-7-308-11143-0
定价：24.00 元